JN051316

Standard Human Nutritional Science

スタンダード人間栄養学

BASIC Nutrition Science

基礎栄養学

第3版

渡邉早苗
山田哲雄
武田ひとみ
橋詰和慶
‥‥‥‥‥‥［編集］

朝倉書店

編集者

渡邉　早苗　女子栄養大学名誉教授

山田　哲雄　関東学院大学栄養学部教授

武田ひとみ　大阪電気通信大学医療健康科学部教授

橋詰　和慶　戸板女子短期大学食物栄養科准教授

執筆者（執筆箇所）

渡邉　早苗　女子栄養大学名誉教授（第1章1節，第11章6節）

築舘　香澄　川村学園女子大学生活創造学部准教授（第1章2～3節）

藤井　駿吾　北海道文教大学人間科学部講師（第2章）

森　久美子　京都栄養医療専門学校准教授（第3章1～4節）

竹村ひとみ　愛知学泉大学家政学部准教授（第3章5～9節）

山岸　博之　関東学院大学栄養学部准教授（第4章）

橋詰　和慶　戸板女子短期大学食物栄養科准教授（第5章）

中村　彰男　実践女子大学生活科学部教授（第6章1～2節）

田渕　正樹　園田学園女子大学人間健康学部准教授（第6章3～4節）

髙橋　律子　昭和学院短期大学ヘルスケア栄養学科教授（第7章）

弓岡　仁美　大阪成蹊短期大学栄養学科准教授（第8章1節）

伊佐　保香　岐阜女子大学家政学部講師（第8章2～4節）

山田　哲雄　関東学院大学栄養学部教授（第9章1～3節）

大塚　静子　東京聖栄大学健康栄養学部准教授（第9章4～7節）

武田ひとみ　大阪電気通信大学医療健康科学部教授（第10章）

小原　郁夫　前 愛知学泉大学家政学部教授（第11章1～5節）

序

私たちは毎日食べ続けなければならない．食事の内容がその人の日常に適しているか，健康につながるかなど，そのためには科学的知識が必要となる．食べ物は人が生きていく上でのエネルギー源であるが，他の生物の一部を食するのであるから生命に対する畏敬の念をもつことは必須である．

20世紀の生命科学分野においては，生物を単なる個体として考えるのではなく，生活する生き物として捉え，栄養学分野でも食物栄養学が人間栄養学に転換された．21世紀にはいると，地球上の生き物の共存共栄に重点が置かれ，持続可能な社会の実現を目指して，一人一人が何ができるかを考え，行動することが期待されている．

今日，健康にかかわる，食品成分や栄養素の代謝，疾病予防，食環境などに関する知識は，多岐にわたり，新しい知見が公表されている．食物と健康の関係についての正しい知識をもち，これらを実際の食生活の場で活用することができ，かつ人々の健康に役立つ指導をすることは管理栄養士・栄養士にとっての使命である．

本書は，2010年9月に初版本，2017年4月に第2版を発行し，時代の要請に応じて修正を重ねて来た．管理栄養士モデルコアカリキュラム（2019年1月），管理栄養士国家試験ガイドライン（2019年3月），日本人の食事摂取基準2020年版（2019年12月），日本食品標準成分表2020年版（八訂）（2020年12月）が公表されたことから，これらを早急に本書に反映させるため第3版を刊行することとした．

第3版は，栄養学の知識を体系的に修得できるように構成している．第I部（第1〜4章）は，自身の食生活を振り返りながら，食物の摂取から消化・吸収・エネルギー代謝を学習し，栄養学に対するモチベーションを高める．第II部（第5〜10章）は，管理栄養士国家試験ガイドラインに沿って，栄養素の栄養的役割を理解しやすい文章で記述した．さらに，第11章では，栄養学の歴史を詳細に知ることと，これからの栄養学について記した．このような本書の構成に基づき学習することで，栄養学全体を俯瞰できる力を養うことができる．

図表および親しみやすいイラストを多用し，側注を充実させ，わかりやすさを重視して編集した．本書がより多くの人々に使用されることを願いつつ，ご批判，ご教示を頂きながら，今後さらに使いやすい教材にしたいと願っている．

2022年3月

編集者一同

目　次

（イラスト作成：神﨑　史）

I

人間栄養学

　人は，酸素と栄養素の供給を受けて，呼吸，脈拍数，血圧，体温などの恒常性を維持することで生命を保っている．栄養素の供給は，食べ物を摂取することから始まり，これらを体内で消化し，必要な物質を吸収し，不要な成分を排泄する一連の営み（代謝）となる．この代謝のことを「栄養」（狭い意味）といい，人に限らずあらゆる生物に適用される言葉である．植物は水，二酸化炭素，無機質，窒素成分を外界から取り入れ「栄養」を営み，微生物はこれら以外に他の微生物を摂取している．一般に動物は，植物や微生物，水，あるいは他の動物を摂取することで「栄養」を営んでいる．

　人の「栄養」の営みには，食べ物の生産・流通・加工をはじめライフステージや病気のときなど，さまざまな身体の状況，そして社会・経済・文化など人々を取り巻く環境も関わってくる．これら実践応用科学としての視点を持って学ぶのが「栄養学」である．

　基礎栄養学では，人の営み（代謝）や食物としての栄養素の役割を知り，人々が健康長寿の一生を送ることができるように導く専門家として必要な知識を得る．本来，栄養学とは多様な社会条件，生活条件の中で実践することによってはじめて栄養学の概念が全体として把握できるのであるから，自分自身が栄養学的な食生活を送れるようになり，そして周囲の人々もまた健康な生活が送れるようになることが望ましいのである．

1 栄養の概念 ●●●●●●●

　我が国の食生活は，外食産業の拡大，核家族世帯の増加，食や健康に関する情報の氾濫など，社会環境の変化に伴い個々人のライフスタイルが多様化し，過剰摂取と摂取不足が混在する状況である．社会経済の発展とともに，様々な食品や料理が豊富に出回り，国民は多種多様な食のサービスが得られるようになって，食生活は向上した．その反面，加工食品や特定食品への過度の依存や，若い女子のやせ願望など，新たな問題も生じている．

1.1 ・・・・・・ 栄 養 の 定 義

ヒポクラテス
ギリシャ（BC460～370頃），健康と食物のかかわりを説いた．

ラボアジェ
フランス（1743～1794），呼吸が燃焼（代謝）と同じ現象であると述べた．

新陳代謝
古い細胞と新しい細胞が入れ替わること．

寿命
細胞数と分裂回数（時間）から人間の寿命は約150年とされている．

再生系細胞
細胞が損傷を受けても機能が回復できる細胞（皮膚，毛，骨など）．

非再生系細胞
一度傷ついたら基本的には回復しない細胞（心筋，神経など）．

iPS細胞
分化万能性（多くの細胞に分化）と自己複製能（分裂増殖の維持）をもつ細胞.

1）生命の維持

　紀元前，人の生命は呪いや星占いによって測られていた．ローマ時代には，生命の維持は"精気"によると考えられ，初めて食べ物が人の健康にかかわっているとしたのは，ギリシャのヒポクラテスである．その後，18世紀に入りラボアジェによって，食べ物が体内で酸化分解を受け，二酸化炭素と水になり，この過程でエネルギーを発生することにより生命が維持されていることが証明された．

　人体を構成している細胞は，酸素と栄養素の供給によって，分裂と再生（新陳代謝）を繰り返し，寿命までの生命維持を担っている．通常の再生系細胞は約50回分裂すると死滅するが，生命機能を維持する非再生系細胞で構成されている心臓や脳は10～20回程度の分裂で停止する．したがって，これらの臓器はおおむね5～6歳までに完成すると，そのまま分裂をしなくなる．神経細胞もさかんに分裂を繰り返すのは3歳ぐらいまででその後は死ぬまで同じ神経細胞が生き続ける．これらの細胞は，いったん障害を受け生理機能が失われると再生しないが，iPS細胞（人工多能性幹細胞）の出現により，再生への期待がもたれている．

　バイタルサイン（体温，呼吸数，脈拍，血圧）のチェックは，生命の維持が行われているかどうかの判断要素の1つである．食べ物を摂取することでエネルギーが産生され，体内のエネルギー産生によってこれらの恒常性が保たれている．生命を維持するためのエネルギー源や生体を構成するのに必要とされる材料を栄養素といい，これらを摂取して体内で代謝する営みを栄養という（図1-1）．

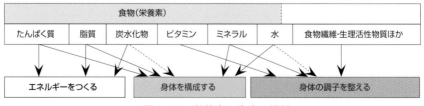

●図1-1● 栄養素と生命の維持

SDGs
(Sustainable
Development
Goals)
持続可能な開発目標.
2030年までにより
良い世界を目指す国
際目標. 2015年国
連サミットで採択.
(11章 p.122 参照)

現在，多くの国々で，SDGsが取り組まれている．17の目標の中に "2.飢餓を
ゼロに" があるが，飢餓の撲滅が生命を維持するうえでの最も重要な栄養問題であ
ることは誰しもが理解できる．特に，胎児・乳児・発育期の栄養欠乏は，母体や成
長への健康障害を助長するばかりでなく，生命の維持へも大きな影響を及ぼす．

2）健康保持

人生の質を高め，日々の健康を保つには，日常生活における個々人の習慣が大き
くかかわっている．健康は①栄養，②運動，③休養の3本の柱によって保持され，
これら3つの要素が毎日バランスよく保たれていることが必要である．

①栄養は何をいつどのように食べるか，食に関することすべてを意味し，1日に

バランスの良い食事
1日に必要な栄養素
量を摂取し，生理・
心理・経済・文化面
で人が満足できる食
事.

必要なエネルギー量を，**バランスの良い食事**で，必要な量だけ，規則正しい時刻に
摂取することが健康を維持する基本となる．

②運動は身体活動に位置づけられ，生活活動のほかに日常的に取り入れて適正な
エネルギー消費を図ることで，「健康づくりのための身体活動基準2013年」（巻末
付表参照）では，毎日40（65歳以上）〜60（18〜64歳）分の身体活動と週に2日
以上，30分以上の運動習慣をもつことを推奨している．

ストレスフル
心身に対する歪みを
生む刺激に日常的に
曝されている生活状
態.

③休養は身体と心を休めることを意味し，それぞれ指針（巻末付表参照）が策定
されている．現代社会は**ストレスフル**な日常生活でもあり，健康を保持するには，
個々人に適したストレス回避の方法で，明日への活力を養う必要がある．

健康保持は，SDGsの "3.すべての人に健康と福祉を" にも取り上げられている．
すべての人々が生涯にわたって，健康状態を保持し，改善することが必要である．
そのためには人々の栄養改善のサポートをする専門家が必要となる．

3）食物摂取

食事
人が食物を摂取する
ことは食事，動物の
飼育のための食物は
餌（えさ）.

人は**食事**によって食物（栄養素）を摂取し，代謝（栄養）によって，日常生活の
活力を得ている．

何千年にわたる人類の歴史の中で，生存のための食料確保とその保存方法が経験
的に受け継がれてきた．文明段階以前は狩猟（漁撈・採集も含む）による食物摂取
であったが，約1万年前に農耕・牧畜が発達し，民族が土地に定着するようになっ
て，食物摂取の方法は，調理，保存，流通などの工夫が中心となり，今日では食べ

食事バランスガイド
生活習慣病予防を目
的にした具体的な実
践ツール.

方にも注目されるようになった（**食事バランスガイド**；厚生労働省・農林水産省，
2005）．

睡眠時間，生活スタイル，胃袋の容量などによって1日3食，1年では約1,000
食，人生80年とすれば約80,000食を摂取することになる．1日に3回の食事を規
則正しく摂取することは，生理的に妥当なことで，1食ごとにどのような食品をど
れぐらい，どのような組み合わせで食べるかを知り，実行することが健康の保持・
増進につながる．

1.2 栄養と健康・疾患

1）栄養学の歴史

我が国において栄養学が教育機関で扱われたのは，1924（大正13）年に佐伯矩

9人に1人

世界の飢餓人口は8億2,160万人（9人に1人）．アジア；5億1,390万人，アフリカ；2億5,610万人，ラテンアメリカ・カリブ海地域；4,250万人．

マラスムス

エネルギーとたんぱく質の欠乏から皮下脂肪や筋肉の著しい減少がみられる．

クワシオルコル

エネルギー量は摂取されているがたんぱく質不足によって低アルブミン血症，浮腫，脂肪肝を呈する．弟妹が生まれて母乳を十分に摂取できなくなった乳幼児に起きることが知られている．

壊血病

ビタミンC欠乏により血管の結合組織が正常につくられず，皮下や歯肉からの出血を特徴とする．新鮮な野菜や果物を長期摂取できない船員に多発した．

（1876-1959）が「栄養学校」を設立したことに始まる．栄養学の知識は，現代では広く一般においても普及しているが，科学的な学問として位置づけられるようになるまでには，多くの人々の経験と栄養学の発展に貢献した研究者たちの努力があった（第11章参照）．

18世紀後半に体内のエネルギー代謝が解明されると，19世紀の初めごろからは，小動物を用いて欠乏症を回避・治療する研究が始まり，同時に食物の栄養素が次々と発見された．19世紀には，栄養素の欠乏だけで，死に至る病気があるとは受け入れられなかったが，20世紀に入り，食物と病気とのかかわりが科学的に解明されていったことによって，栄養学の知識は次第に普及していった．

2）欠乏症

人類は長い歴史の中で，新鮮な野菜や果物を摂取できない「時代」やトウモロコシや米を主食とする「地域」，「宗教」等の違いが食習慣をつくり，それぞれに栄養素の欠乏が原因となって病気を発症した．

世界では9人に1人（国連2019年発表）が十分な食事をとることができずに，生存や社会生活が困難な飢餓状態にある．特に，発展途上国では，**マラスムスやクワシオルコル**といわれる，幼児期の栄養失調（マルニュートリション）により，知能指数が低く，精神発達に遅れがあり，死亡率も高い傾向がみられる．

ビタミンやミネラルの欠乏によって特有の症状を示す欠乏症には，**壊血病**，**ペラグラ**，**脚気**（かっけ），**鉄欠乏性貧血**，骨粗鬆症等がある（表1-1，1-2）．

●表1-1● ビタミン類の欠乏症

分類	ビタミンの種類	欠乏症
脂溶性ビタミン	ビタミンA	夜盲症，皮膚乾燥症，細菌への抵抗力の低下，成長障害など
	ビタミンD	骨や歯の成長障害，骨粗鬆症，骨軟化症
	ビタミンE	溶血性貧血，神経障害など
	ビタミンK	乳児の出血症，出血傾向，血液凝固遅延など
水溶性ビタミン	ビタミンB₁	脚気，ウェルニッケ脳症（中枢神経障害）など
	ビタミンB₂	成長障害，口唇炎，舌炎，皮膚炎など
	ナイアシン	ペラグラ（皮膚炎，下痢，精神障害など）
	ビタミンB₆	皮膚炎，神経障害，成長停止，体重減少，けいれんなど
	ビタミンB₁₂	悪性貧血，末梢神経障害など
	葉酸	悪性貧血，妊娠中の欠乏で出産児に神経管閉鎖障害
	パントテン酸	成長停止，皮膚・毛髪の障害，末梢神経障害など
	ビオチン	皮膚炎，脱毛，けいれんなど
	ビタミンC	皮下出血，歯肉からの出血，壊血病など

●表1-2● ミネラル類の欠乏症

分類	ミネラル類	欠乏症
主要元素	ナトリウム	倦怠感，食欲不振，嘔吐，意識障害，筋肉痛，熱けいれんなど
	塩素	食欲不振，消化不良
	カリウム	脱力感，食欲不振，不整脈など
	カルシウム	骨の発育障害，骨粗鬆症，テタニー，てんかんなど
	マグネシウム	循環器疾患（特に虚血性心疾患）
	リン	副甲状腺機能亢進症，骨疾患など
	硫黄	特になし（可能性として皮膚炎，爪や髪の発育障害，解毒力の低下）
微量元素	鉄	鉄欠乏性貧血
	亜鉛	成長障害，食欲不振，皮疹，創傷治癒障害，うつ状態，免疫能低下，味覚異常，生殖能異常，催奇形性など
	銅	貧血，毛髪異常，白血球減少，骨異常，成長障害など
	マンガン	骨病変，成長障害など
	コバルト	悪性貧血
	クロム	耐糖能低下，糖尿病，高コレステロール血症，動脈硬化，角膜疾患
	ヨウ素	甲状腺腫
	モリブデン	成長遅延
	セレン	心筋障害など

ペラグラ
ナイアシンの欠乏により皮膚炎，下痢，神経障害を特徴とする．ナイアシンはトリプトファンから生体内で合成されるため，トリプトファン含有量の少ないトウモロコシを主食とする地域に多く発症した．

脚気
ビタミンB₁欠乏により全身倦怠，運動障害などの症状をもつ末梢神経疾患である．日本では江戸時代から明治時代にかけて白米を主食としたことで多く発症した．

2型糖尿病
複数の遺伝的素因によるインスリン分泌能の低下に，環境的素因としての生活習慣の悪化に伴うインスリン抵抗性が加わり，インスリンの相対的不足に陥った場合に発症する．

近年の我が国において，食糧の不足による欠乏症はほとんどみられなくなった．しかし，社会や生活習慣の変化によって，加工食品の多用による栄養バランスの乱れや，偏食や欠食が要因となる栄養素の欠乏を引き起こしている．

3）過　剰　症

過剰症とは，特定の栄養素を過剰に摂取したときにみられる異常や症状をいう．

日本をはじめとする先進国において，現在，食物の過剰摂取による過剰症が問題となっている．エネルギーの過剰摂取によって引き起こされる肥満や，サプリメントやいわゆる健康食品によるビタミンやミネラルの過剰摂取が問題視されている．

過剰に摂取した水溶性ビタミンは尿中に排泄されるが，脂溶性ビタミンは体内に蓄積されるため，長期間の過剰摂取が過剰症を引き起こす．

ビタミンやミネラルの過剰症には，胎児催奇形，軟組織の石灰化，高血圧等がある（表1-3，表1-4）．

4）生活習慣病

生活習慣病は，「食習慣，運動習慣，休養，喫煙，飲酒等の生活習慣が，その発症・進行に関与する症候群」[8]と定義される．生活習慣病の発症には，外部環境要因と遺伝要因，生活習慣要因が深くかかわっているため生活習慣病は多因子疾患とよばれる（図1-2）．

生活習慣病には，2型糖尿病，高血圧症，脂質異常症，肥満症，脳血管障害，虚血性心疾患，悪性新生物（がん），アルコール性肝障害，慢性腎臓病，慢性閉塞性肺疾患（COPD），高尿酸血症，歯周病など多数の疾患が含まれる．また，生活習慣病と肥満との関係性が科学的に明

●表1-3● ビタミン類の過剰症

分類	ビタミン類	過剰症
脂溶性ビタミン	ビタミンA	脱毛，皮膚の剝離，食欲不振，肝障害，胎児催奇形など
	ビタミンD	高カルシウム血症，軟組織の石灰化，腎障害，胎児催奇形など
	ビタミンE	下痢など
	ビタミンK	高ビリルビン血症など
水溶性ビタミン	ビタミンB₁	—
	ビタミンB₂	—
	ナイアシン	皮膚発赤作用，消化管・肝臓の障害など
	ビタミンB₆	神経障害，シュウ酸腎臓結石など
	ビタミンB₁₂	—
	葉酸	—
	パントテン酸	—
	ビオチン	—
	ビタミンC	—

●表1-4● ミネラル類の過剰症

分類	ミネラル類	過剰症
主要元素	ナトリウム	高血圧，胃がんの促進など
	塩素	—
	カリウム	高カリウム血症
	カルシウム	泌尿器系結石，他のミネラルの吸収阻害など
	マグネシウム	軟便，下痢など
	リン	カルシウム吸収阻害
	硫黄	
微量元素	鉄	鉄沈着症
	亜鉛	胃腸の刺激，血清アミラーゼ値の上昇，膵臓の異常，LDLコレステロールの増加，HDLコレステロールの低下，免疫能の低下など
	銅	ウィルソン病（銅蓄積による肝・脳の機能的・形態的変化）
	マンガン	運動失調，パーキンソン病など
	コバルト	—
	クロム	腎不全，呼吸障害など
	ヨウ素	甲状腺腫，甲状腺機能亢進症の悪化
	モリブデン	銅の排出促進による銅欠乏症
	セレン	疲労感，焦燥感，毛髪の脱落，爪の変化，悪心，嘔吐，腹痛，下痢，末梢神経障害など

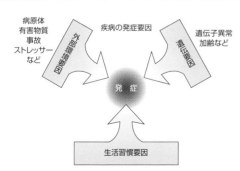

●図1-2● 生活習慣病の発症要因

肥満
2019 年国民健康・
栄養調査[9] では，20
歳以上の肥満者の割
合は男性で 33.0％,
女性で 22.3％.

らかになってきている．肥満には内臓脂肪型と皮下脂肪型とがあるが，内臓脂肪型肥満に，脂質異常症・高血圧・糖尿病の疾患リスクが集積した状態をメタボリックシンドローム（メタボ）と呼んでいる[10]．

これらの疾患のうち，糖尿病，高血圧症，肥満症は後述する遺伝子多型との関わりがある．

メタボリックシンド
ローム
腹腔内の脂肪蓄積に
加え，高血圧，空腹
時高血糖，脂質異常
のうち 2 つ以上の症
状がある病態.

5）健康増進

2012（平成 24）年に策定され 2013（平成 25）年から施行された「21 世紀における第 2 次国民健康づくり運動」（健康日本 21（第 2 次））[11,12] においては，従来の疾病予防の中心であった二次予防，三次予防にとどまらず，一次予防に重点を置いた対策を強力に推進して，壮年期死亡の減少および健康で自立して暮らすことができる健康寿命の延伸などを図っていくことが極めて重要であるとされている．

■二次予防
早期発見，早期治療.

■三次予防
治療，重症化防止,
機能の維持・回復.

■一次予防
健康の維持・増進,
発症予防.

■健康寿命
平均寿命のうち，心
身ともに健康で自立
して活動し，生活で
きる期間.

サーカディアンリズ
ム（日内リズム）
2.2 節（p.13）参照.

近年は生活パターンが多様化し，サーカディアンリズムに反した生活，特に不規則な摂食行動は，肥満やメタボを誘発する原因となることが明らかとなっている．

健康の増進には，生体のリズムに応じた規則正しい生活を送ることが重要で，運動習慣を取り入れた日常の生活活動やストレス回避の心身の休養が大切である（巻末付表参照）．

6）食事摂取基準

「日本人の食事摂取基準（2020 年版）」は 2020（令和 2）年度から 2024（令和 6）年度まで使用される．食事摂取基準は 5 年ごとに改定され，栄養素の推定平均必要量，推奨量，目安量，目標量，耐容上限量とエネルギーに関する推定エネルギー必要量が策定されている．

策定の目的は，健康な個人および集団を対象として，国民の健康の保持・増進，生活習慣病の予防のために参照するエネルギーおよび栄養素の摂取量の基準を示すものである．

■フレイル
加齢とともに筋力や
認知機能などの心身
の活力が低下し，生
活機能障害，要介護
状態，さらに死亡な
どの危険性が高くな
った状態をいう.

食事摂取基準のサブタイトルには，「誰もがより長く元気に活躍できる社会を目指し，高齢者のフレイル予防のほか，若いうちからの生活習慣病予防に対応」と記され，健康の保持・増進，生活習慣病の発症予防および重症化予防に加えて，高齢者の低栄養予防やフレイル予防も視野に入れて策定されている．

1.3 ・・・・・・ 遺伝形質と栄養の相互作用

1）栄養素に対する応答の個人差

同じ食事をし，同じような生活をしているにもかかわらず太りやすい人がいる．また，糖尿病やがんになりやすい家系がある．このような個人差は，これまで体質によるものと考えられていたが，現在では遺伝子レベルで説明できるようになってきた．

■アルコール脱水素酵
素
alcohol dehydro-
genase

■アセトアルデヒド脱
水素酵素
acetaldehyde de-
hydrogenase

栄養素に対する身体の応答には人種差や個人差があり，遺伝子の塩基配列の違いによって生じると考えられている．例えば，アルコールへの感受性をみると，日本人や中国人などの新モンゴロイドと呼ばれる民族はアルコール感受性が高く（酒に弱く），欧米人は低い（酒に強い）．

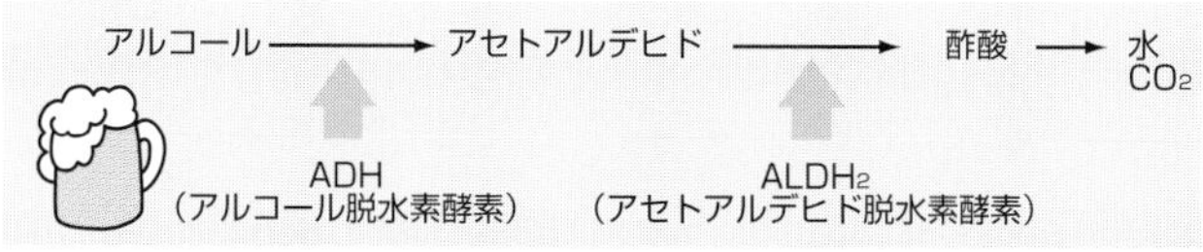

アルコール ──→ アセトアルデヒド ──→ 酢酸 ──→ 水 CO_2

ADH
（アルコール脱水素酵素）

ALDH₂
（アセトアルデヒド脱水素酵素）

●図1-3● アルコールの分解・代謝過程

アルコールは**アルコール脱水素酵素**（**ADH**）により，アセトアルデヒドに酸化され，**アセトアルデヒド脱水素酵素**（**ALDH₂**）によって酢酸に分解され，無毒化する（図1-3）.

ALDH₂ のアミノ酸組成中 487 番目のグルタミン酸がリジンに変異していると活性が低く，アセトアルデヒドが代謝されにくいため，この遺伝子を両親から受け継いだ人は酒に弱いタイプとなる.

また，身体的な特徴である容貌・身長・髪質などは，両親から遺伝的に受け継がれた個人差の代表的な形質である.

遺伝子は，両親から受け継いだ形質の設計図で，**核**の中の**染色体**に存在している. ヒトは，両親から 23 本ずつ受け継いだ合計 46 個の染色体をもっている. 第 1～22 までの常染色体と X・Y の性染色体が 1 セットで，この遺伝情報全体を**ゲノム**という. 遺伝子の化学的な本体は，デオキシリボ核酸（DNA）である.

DNA は，4 種類の塩基（アデニン・グアニン・シトシン・チミン）のいずれかと糖とリン酸よりなる**ヌクレオチド**が，長くつながり二重らせん構造を形成している. 連続した 3 個のヌクレオチドの塩基配列によって 1 つのアミノ酸を決めるコードとなっている.

アミノ酸は 20 種類あり，並び方や組み合わせによって，様々なたんぱく質を合成する. 両親から受け継いだ特有のヌクレオチドの塩基配列が，多様な個人差を生む.

遺伝子や染色体の変異によって起こる病気を**遺伝性疾患**という（表1-5）.

核
細胞を構成する細胞小器官の 1 つで，遺伝情報を担う遺伝子が染色体として存在する.

染色体
遺伝子を含む DNA とたんぱく質から形成される. 細胞分裂時には棒状になる.

ゲノム
生物の遺伝情報.

ヌクレオチド
塩基＋糖＋リン酸. DNA を構成する.

遺伝性疾患
遺伝子の異常が原因となって起こる疾患の総称.

●表1-5● 遺伝性疾患

種類	状態	疾患名例
単一遺伝子疾患（メンデル遺伝病）：1 つの遺伝子の変異で発症する	常染色体顕性（優性） 常染色体潜性（劣性） X 連鎖遺伝	ハンチントン病，家族性アミロイド多発ニューロパチー フェニルケトン尿症，ウィルソン病 血友病，デュシェンヌ型筋ジストロフィー
多因子遺伝疾患：複数の遺伝子と環境が関わって発症する	遺伝か環境によるかが明確でない症状	先天性心疾患，二分脊椎，口唇口蓋裂，ヒルシュスプルング病，糖尿病，高血圧，リウマチ，痛風，脂質異常症，悪性腫瘍なども該当
染色体異常疾患	数的異常 構造的異常	ダウン症（染色体が 47 本（通常は 46 本）） プラダー・ウィリ症候群（染色体の欠失）

2）生活習慣病と遺伝子多型

生活習慣病の主な原因は，環境要因（食習慣や運動習慣等の生活習慣）であるが，これに複数の関連遺伝子の変異など遺伝要因が組み合わさると，より発症しやすくなると考えられている.

すべての遺伝情報の中で，たんぱく質の設計図となって機能する部分を遺伝子と呼び，遺伝情報の一部は，個々の人間で異なっている. この遺伝情報の違いが，ヒトの集団では，稀にしかみられない場合と，比較的多くみられる場合があり，比較的多くみられる遺伝情報の違いを，遺伝子多型と呼んでいる. 遺伝子多型が生じる原因は，DNA を構成する塩基が他の塩基に置き換わる置換，塩基が失われる欠失，新たな塩基が入り込む挿入がある. 遺伝子は，連続した 3 個のヌクレオチドの塩基配列によって 1 つのアミノ酸を決定している（図1-4）ことから，塩基配列が異なるとアミノ酸組成の異なるたんぱく質が合成される. 遺伝子多型は，アミノ酸の組

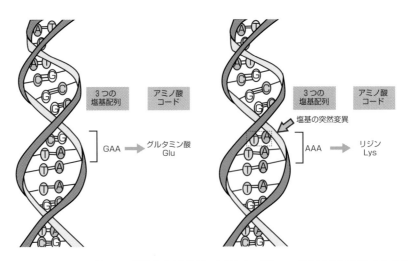

●図1-4● DNAの二重らせん構造と塩基配列によるアミノ酸コードの例（文献[13,14]より作図）

成が異なってもたんぱく質の機能に影響を与えない変異で，少なくとも1%以上の人がもっている遺伝情報の違いで，これに対して，稀にしかみられない個人ごとの塩基配列の違いを遺伝子変異という．

　遺伝子多型の中で，1塩基のみ置換している場合に一塩基多型（single nucleotide polymorphism：SNP, スニップ）という．SNPは300〜1000塩基に1個程度の頻度で出現するといわれ，様々な栄養素に対する応答の個人差はSNPが原因と考えられている．1遺伝子につき1つの遺伝子多型が存在するわけではなく，また，遺伝子多型の出現頻度は人種によっても異なる．個人の遺伝子多型は次の世代に遺伝し，食習慣や後天的な環境要因で変化することはない．

　日本人は，欧米人にくらべて肥満度が低いにもかかわらず2型糖尿病になりやすいといわれている．2型糖尿病と関連する遺伝子は複数存在し，発症に関連する複数の遺伝子多型が知られている．日本人特有の遺伝子多型が関与しているとの報告もある．

　高血圧症では，日本人の**本態性高血圧症**の**感受性遺伝子**であるアンギオテンシノーゲンの235番目のメチオニンがトレオニンに置換している遺伝子多型のアンギオ

本態性高血圧症
高血圧となる原因が特定できない高血圧症．90%以上が本態性高血圧症といわれている．

感受性遺伝子
疾患や障害に対する個々の感受性を高める遺伝子．

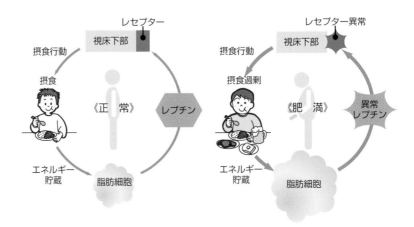

●図1-5● 肥満とレプチンの関係

テンシノーゲン T235M が血中アンギオテンシン濃度を高くして高血圧症に陥りやすくしている．さらに，高食塩食やストレスなどの環境要因が負荷となり発症する多因子疾患である．したがって，欧米人とくらべて日本人は食塩感受性高血圧症が多いといわれている．

肥満症では，レプチンやレプチン受容体の遺伝子に変異が起こる．レプチンは脂肪細胞から分泌され，満腹中枢に働いて食欲を抑制する．しかしレプチンやレプチン受容体の遺伝子変異をもつと，バランス機能が働かなくなり，体脂肪が蓄積する（図1-5）．レプチン遺伝子などの1つの遺伝子変異が原因であるものを単一遺伝子疾患とよぶ．一方，日常よく見られる肥満症は複数の遺伝子多型に環境要因が組み合わさって発症するため，多因子疾患である．

また，皮下脂肪型肥満では脱共役たんぱく質1（UCP1）遺伝子の多型により脂質代謝の機能低下を起こし，やせにくく，内臓より皮下に脂肪を蓄積しやすくなる．日本人の約25％が，UCP1遺伝子の変異をもっており，肥満女性に多い．

遺伝子多型によって人それぞれに個性や特徴が生まれ，人類の多様性を生み出している．遺伝性疾患の完治は困難であるが，遺伝的に不利な素因をもった人でも，生活習慣を改善することで病気の予防と症状改善に役立てることが可能となる．また，各個人が生活習慣病に関与する遺伝素因へどの程度の感受性を示すのか知ることができれば，生活習慣病の発症を抑えることが可能となる．したがって，生活習慣病の遺伝要因についての研究の発展が期待される．

3）倹約（節約）遺伝子仮説

倹約遺伝子は，1963年に遺伝学者であるジェームズ・ニール（James V. Neel）によって提唱された．

アジアからアメリカのアリゾナ砂漠地帯に移住してきたピマインディアンは，狩猟生活をしながら貧困や食糧難の環境に適応して生活していた．やがて保護区ができ生活保護を受けて生活できるようになると，過食や運動不足のために，肥満や糖尿病が発症するようになった．

ニールは，この事実から，人間は貧困や食糧難になると，摂取したエネルギーを効率よく脂肪として貯蔵し，この蓄えた脂肪（エネルギー源）を効率よく利用するように働く遺伝素因をもつように変化し，食糧難を生き抜くことができるようになると考え，この遺伝素因のことを倹約遺伝子と名づけた．

倹約遺伝子は，その後1995年に，β_3アドレナリン受容体の64番目のアミノ酸であるトリプトファンがアルギニンに置換された遺伝子多型であると報告された．この変異は日本人を含むアジア人では約20％の頻度で出現し，内臓脂肪が蓄積されやすいことが明らかとなっている．

倹約遺伝子型は，脱共役たんぱく質1遺伝子，β_3アドレナリン受容体（β_3 AR）遺伝子，ペルオキシソーム増殖因子応答性受容体γ（PPARγ）遺伝子などが報告されている．

貧困や食糧難の時代には，倹約遺伝子は有効であったが，現在のように栄養の過剰摂取や運動不足のような生活環境においては，倹約遺伝子の働きが，肥満や糖尿病の発症を誘発させている．

2 食物の摂取

●●●●●●●

「食べる」ことは，動物が生きるために必要な栄養素を取り入れる行動である．これには，食経験や食環境などの心理面，嗜好面や，体内のエネルギー状態などの生理面や日常生活様式など様々な要因が関係している．

通常，食物の摂取は，生理的欲求の空腹感によって開始され，食物を十分に摂取すると満腹感が生じて摂食行動が終了する．しかし，空腹であっても心理的な影響が強いと摂食行動には至らず，複雑な要素も含んでいる．

本来，食物の摂取は，健康の維持・増進のために身体が要求するものであるが，食事の量や質，摂食のタイミングなどが不適切であると，身体は不調をきたし，精神の集中にも影響を与えることになる．しかし，様々な制御機構によって，余程の異常な食行動でない限り，**疾病**を発症したり，**精神の不安定**な状態を招くことがないよう調整されている．ここでは，食物（栄養素）を体内に取り入れるメカニズムについて理解する．

食物の摂取は，消化管，脂肪組織，脳，ホルモン，**中枢神経**，**自律神経**などが複雑に関与している．このような食物摂取の仕組みを知ることは，「栄養素の営み＝栄養」を学ぶ第一歩である．

> **疾病**
> 例として，肥満，生活習慣病，るいそう，低栄養など．

> **精神の不安定**
> 例として，拒食症，大食症，異食症，アルコール中毒症など．

> **中枢神経**
> 脊椎動物では脳と脊髄を指す．

> **自律神経**
> 身体の働きを調整する神経．交感神経と副交感神経がある．

2.1 ····· 空腹感と食欲

体内のエネルギーが不足する（＝**血糖値**が低下する）ことで空腹感が生じ，食物を食べたいという願望（食欲）が起こる．食欲は，五感が刺激されて脳に伝わることで生じる．味や香り，色，形などの外観，温度，歯ごたえなどの食べ物の情報は，**大脳皮質**のそれぞれの**感覚野**（感覚領）に伝えられる．情報は感覚野に伝えられた後，大脳皮質連合野という部分に集まり，食べ物が安全か否か，求める栄養素を含むかなどを判断する．

味覚などの五感から得た食べ物の情報と血糖値など生理的な状態の情報は，さらに**扁桃体**へと伝わる．ここでは，記憶や体験など過去の情報と照合し，食べ慣れていて安心して食べられるなどの手がかりをもとに，好ましいかどうかを判断する．扁桃体の情報は，さらに**視床下部**へと伝わる．視床下部は，好ましい食べ物の場合は**摂食中枢**を刺激し食欲が増すが，好ましくない場合

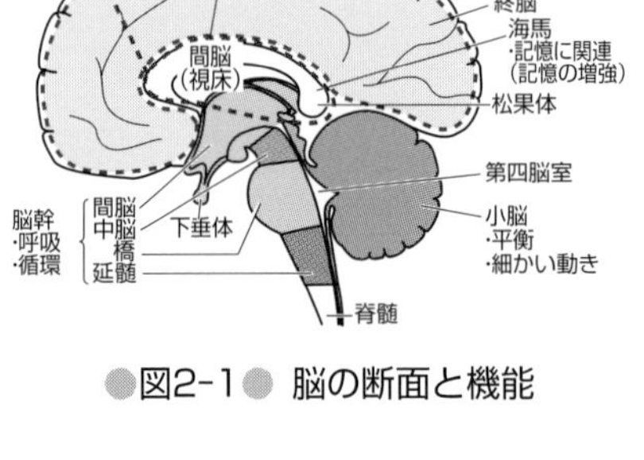

> **血糖値**
> 血液中のグルコース濃度．空腹時は80～100 mg/dL．摂食時は上昇し，2～3時間で空腹時の濃度に戻る．p.50参照．

> **大脳皮質**
> 大脳の表面に広がる薄い神経細胞の層で，知覚や思考などの中枢．

> **感覚野**
> 大脳皮質のうち，感覚に関与している部分．

> **扁桃体**
> 大脳の内側にある大脳辺縁系の一部で，快・不快の本能的な感情を生み出すところ．

大脳辺縁系
（本能）
・情動（恐れ・幸福）
・摂食・飲水
・性行動

大脳皮質（連合野）
ヒトに独特
意識
認知
記憶

脳梁
終脳
海馬
・記憶に関連
（記憶の増強）
松果体
間脳
（視床）
第四脳室
脳幹
・呼吸
・循環
間脳
中脳・橋
延髄
下垂体
小脳
・平衡
・細かい動き
脊髄

●図2-1● 脳の断面と機能

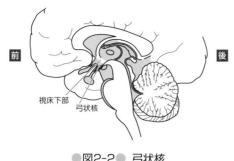

●図2-2● 弓状核

視床下部
扁桃体の近くにある食欲をコントロールする部分. 自律神経やホルモン分泌のコントロールセンター.

摂食中枢
摂食を刺激する中枢.

弓状核
視床下部と下垂体をつなげるロートと呼ばれる部分.

満腹中枢
摂食行動を抑制する中枢. 一方, 摂食中枢 (空腹中枢) は摂食行動を促進する.

ニューロン
脳神経細胞 (体) と神経線維 (軸索), 樹状突起をまとめてニューロンという.

神経核
神経系の分岐点や中継点となっている神経細胞群.

飢餓収縮
胃が空になったときに起こる強い緊張性の収縮.

迷走神経
第Ⅹ脳神経. 副交感神経のほか, 感覚神経, 運動神経も含む.

は, 食べることを停止する.

　近年, 脳に集まった様々な情報は, いったん, すべて視床下部内の**弓状核**に集められる. 弓状核には摂食中枢と満腹中枢の神経細胞があり, これら2つの**ニューロン**に情報が届き, 近くにある**神経核** (室傍核など) に働きかけて, 食欲がコントロールされると考えられている. 弓状核には食欲を抑制するレプチンの受容体が多く存在しており, 視床下部における摂食行動の調節に関わっている (図2-2).

1) 摂食量の調節

　胃の容量は, 空腹時では100 mL程度であるが, 摂食によって最大15倍 (1,500 mL) まで広がり, 胃袋の容量に応じて摂食量は調節される. 私たちは, 1日に3回の食事 (朝食6〜7時, 昼食12〜13時, 夕食18〜19時) で, 日常生活に必要なエネルギー量を確保し, 摂食の間隔は, ほぼ5〜7時間で, 1食の摂食量は, 500〜700 g (容量, エネルギー量もほぼ等しい) である.

　食事中の炭水化物, たんぱく質, 脂質はそれぞれ胃の停滞時間が異なり, 炭水化物は2〜3時間, たんぱく質は3〜4時間, 脂質は5〜6時間で, 炭水化物のみの食事では直ぐに空腹となり, 脂質が多い食事では腹もちがする.

　摂食を促す情報は, 神経の刺激が関与しており, 様々な臓器の状態や分泌するホルモン, 血中成分の濃度がそれらと関連している.

　1950年代に視床下部に, 摂食中枢と満腹中枢が発見されて以降, およそ半世紀の間, この2つの中枢によって摂食が調節されていると考えられてきた (二重支配説).

　1994年に脂肪細胞から摂食抑制ホルモンであるレプチンが発見され, 1999年には, 胃から分泌される食欲亢進作用のある**グレリン**が発見されて, その作用機序が明らかになるにつれて, 摂食調節についての研究は大きく進歩した.

　血糖値が上昇すると, 脂肪細胞が刺激されレプチンが分泌される. レプチンは, 満腹中枢を刺激するレプチン受容体に作用して, 食欲を抑制する. 逆に, 食欲を増進させるホルモンがグレリンで, グレリンは空腹時に分泌される. 分泌されたグレリンは脳内の摂食調節ニューロンを刺激することで空腹を感じるといわれている.

　胃に食物が流入しなくなると, 胃は**飢餓収縮**を起こし, 胃に分布している**迷走神経**を通して摂食中枢に伝えられ空腹感を生じる. 食物を摂取すると胃が拡張し, この刺激が迷走神経を通して満腹中枢に伝えられ摂食中枢を抑制し, 食べるのを止める.

　空腹時に胃から分泌されるグレリンは摂食を促進し, 満腹時には, 脂肪細胞から分泌されるレプチンが摂食を抑制する (図2-3).

　また, 血液中の血糖値が低下すると摂食中枢が刺激され, 食事摂取で血糖値やインスリン濃度が上昇すると満腹中枢が刺激され摂食が抑制される (図2-4).

　動脈血中と静脈血中のグルコース濃度の差が大きいと満腹感が生じる.

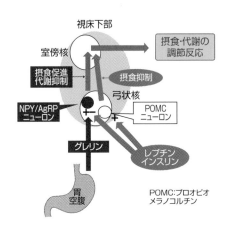

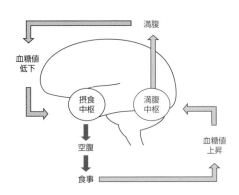

●図2-3● レプチン，グレリンなどによる食欲調節[1]　　　●図2-4● 血糖値による食欲調節

ケトン体
空腹時のエネルギー源.

甲状腺刺激放出ホルモン
下垂体前葉からの甲状腺刺激ホルモンやプロラクチンの分泌を調節する.

オレキシン
神経ペプチド. 食欲を意味するギリシャ語 orexis が語源.

ニューロペプチドY（NPY）
中枢神経系に存在しており，強力な摂食亢進作用を有す.

セロトニン
脳を活発に働かせるホルモン. 精神を安定させる.

ヒスタミン
アレルギー反応や炎症の発現の介在物質. 咀しゃくにより脳内に分泌され，食行動の抑制に寄与する.

ドーパミン
やる気や幸福感をもたらす.

ノルアドレナリン
ストレスを感じると分泌され，交感神経の活動を高める.

血糖値が低下すると，エネルギー源として体に蓄えられた脂肪が分解され，血液中に脂肪酸が遊離する. この遊離脂肪酸の濃度が高くなると摂食中枢を刺激することにより，脳が空腹感を感じて食事を取るように指令を出して食欲が促進される.

2）摂食量の食欲調節因子

摂食は健康状態にも左右され，特に発熱時など，体調不良の場合には空腹であっても食欲が出ないことがある. さらに精神状態（精神的ストレス，過去の食経験や嗜好）や視覚，嗅覚，味覚などの五感にも影響される. また，食事誘発性熱産生（p.32 参照）も摂食に関与し，熱産生が体温の上昇をもたらし，満腹中枢を刺激するといわれている. 逆に，体温の低下は空腹感を発生させる. その他，調味料や香辛料，アルコールなどが食欲を促進することもあり，摂食の調節は様々な因子によって複雑に制御されている.

食欲を調節する体内の因子には，レプチンやグレリンなどのホルモンを始め，栄養素の代謝産物であるグルコース，遊離脂肪酸やケトン体（p.73 参照），神経ペプチドといわれる甲状腺刺激ホルモン放出ホルモンやオレキシン，ニューロペプチドY，神経伝達物質のセロトニン，ヒスタミン，ドーパミン，ノルアドレナリンなどが内因子として食欲を調節している（表2-1）.

●表2-1● 主な摂食調節物質

摂食調節物質	摂食抑制	摂食促進
ホルモン	レプチン，インスリン，コレシストキニン，エンテロスタチン，エストロゲン，グルカゴン様ペプチド-1（GLP-1）	グレリン，グルココルチコイド
代謝物	グルコース	遊離脂肪酸，ケトン体
神経ペプチド	コルチコトロピン放出ホルモン，メラノサイト刺激ホルモン，甲状腺刺激ホルモン放出ホルモン	オレキシン，ニューロペプチドY（NPY），アグーチ関連たんぱく質（AgPR），メラニン濃縮ホルモン
神経伝達物質	セロトニン，ヒスタミン，ドーパミン	ノルアドレナリン

　我が国で食事を1日に3回摂る習慣が生まれたのは，江戸時代後半になってから
で，照明用の菜種油が普及したことから1日の活動時間が長くなったことがきっか
けである．それまでは，早朝に起きて仕事をし，朝10時頃に自宅へ戻って朝食・
昼食を兼ねた食事をしていたので1日2食だった．明治時代以降は，人々が時計
に合わせて行動するようになったことから，1日3食の習慣が定着した．

　朝食は眠っていた脳やからだを目覚めさせ，1日のスイッチを入れる．昼食は午
後の活動のためのエネルギーを補填し，夕食は身体機能を整えるというように1日
3食には，それぞれの重要な役割と意味がある．

　したがって，食事のリズムや摂食のタイミングは日々の健康と直結している．

1）日内リズムと栄養補給

　一般に，体温は早朝に最も低く，夕方に最も高くなる．このようなおおよそ24
時間1周期のリズムを示すものを**サーカディアンリズム**または**日内リズム（概日リ
ズム）**という．このリズムを支配しているのが，脳の視床下部にある**視交叉上核
（SCN）**に存在する**体内時計**で，体温以外にも睡眠や食物の消化にも影響している．

　日内リズムは，実際には24時間よりも長い周期であるが，朝日を浴びて朝食を
食べることで，体内時計がリセットされ24時間周期となる．朝食による体内時計
のリセットには，アミノ酸と炭水化物（糖質）が必要であることが明らかにされて
おり，バランスの良い朝食を規則正しく摂取することが望ましいと考えられている．
また，朝食の摂取頻度が少ない人ほど肥満になりやすい傾向にあることが報告され
ている．

　高脂肪食は腹もちが良いので，体内時計を伸ばして食事の回数を少なくし，リズ
ムを弱める．エネルギー不足の状態や低炭水化物食では，体内時計が短くなる（直
ぐ空腹になる）．カフェインにより興奮すると，食欲低下により体内時計が伸長する．

　目への刺激は視交叉上核に興奮を伝え，松果体に伝わる．松果体では，**メラト二
ン**の分泌を調節することで体内時計を修正している．メラトニン分泌は明暗サイク
ルに依存し，昼間に低下し，夜間に上昇するサーカディアンリズムを示す（図
2-5）．メラトニンやセロトニンは睡眠を誘い，食欲を抑制することが知られている．

　食事の回数や時間は，ホルモンや消化酵素の日内
リズム形成に影響する．規則正しい習慣が，夜型
生活などによって攪乱されると慢性的な睡眠不足
や疲労の蓄積を引き起こし，免疫力も低下させる
ので感染症にかかりやすくなる．

　食べる時間による身体への影響が，科学的に解
明されつつある．日内リズムと栄養補給との関係
を研究する**時間栄養学**では，様々な研究が報告さ
れ，朝の食事は体内時計を朝型に，夜の食事は体
内時計を夜型に修正すると考えられている．食事
を摂るタイミングによって，血糖値や腸内細菌，

サーカディアンリズ
ム（日内リズム，概
日リズム）
circadian rhythm,
日周リズム，日内変
動．約24時間の周
期で変動し，そのリ
ズムの周期が光パル
スや暗パルスによっ
てリセットされる生
理現象．

視交叉上核（SCN）
suprachiasmatic
nucleus，視神経が
交叉する視交叉の上
部にある神経細胞の
集まり．

体内時計
体内の時間軸を調整
するシステム．

メラトニン
睡眠ホルモン．

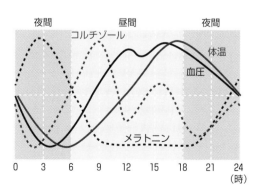

●図2-5● 様々なサーカディアンリズム

脳への影響，さらに肥満や睡眠，病気などとの関連も解明されてきている．体内時計に合わせて食事を摂取すること，食事間隔を均等に空けるようにすることなど，食事にかかわる体内時計の調節を行えば，空腹感や，消化吸収，代謝などを調節する体内時計が，タイミングよく発動し，健康の保持・増進に役立つようになる（図2-6）.

　時間栄養学では夜遅くに脂っこいものや糖分の多いものを摂取すると体脂肪として蓄積されやすく，血糖値が上がりやすくなるといわれている．また，カテキンを多く含む緑茶は，朝摂る場合と夜摂る場合で血糖値の上昇に差が出る．**トリプトファンを多く含む大豆製品や乳製品，バナナや卵などを朝食に摂ると，夜の睡眠に効果的である**との報告もある.

2）夜食・欠食

　夜食の喫食状況についての実態調査（20～59歳の男女800人を対象；ポッカサッポロフード＆ビバレッジ株式会社，2018年）では，夜食は56.6％が食べている，ほぼ毎日食べているが15.8％で，夜食を最も食べる季節は冬で46.9％，よく食べる夜食は菓子，麺類，スープ類であった.

　夜遅い時間は，副交感神経が優位となり，インスリンや成長ホルモンの作用が亢進し体脂肪合成が増加する．夜食を食べる習慣は，サーカディアンリズムの乱れを引き起こし，睡眠不足やレプチン（摂食抑制）の低下，グレリン（摂食促進）の上昇につながる.

　夜食を食べる場合や，夕食を遅い時間に食べる場合には，高脂肪食のようなエネルギー量が多く消化・吸収に時間のかかる食事内容は避け，エネルギー量を抑えて消化・吸収のよい食事とすることが望まれる.

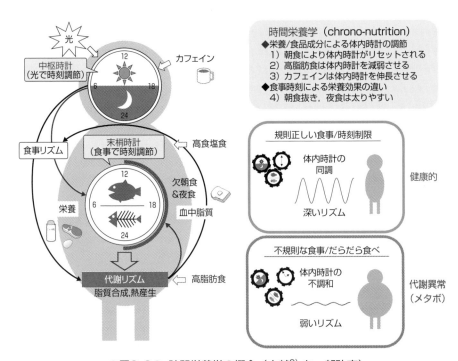

●図2-6● 時間栄養学の概念（文献[2]を一部改変）

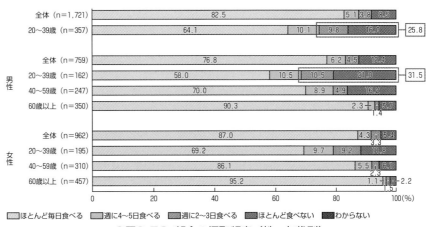

●図2-7● 朝食の摂取頻度（性・年代別）

資料：農林水産省「食育に関する意識調査」（令和元（2019）年10月実施）

また，夜食の摂取は，翌日の朝食の欠食につながることも多い．欠食は1日に必要なエネルギーや栄養素の不足につながる．欠食すると空腹状態が継続し，ストレスや胃液によって胃粘膜防御作用を低下させる．特に朝食の欠食は，脳へのグルコース供給，起床後の体温上昇などを抑制し，午前中の活動やサーカディアンリズムに悪影響を及ぼす．

朝食の欠食の実態調査（農林水産省，2019年）では，朝食を欠食する（「週に2〜3日食べる」および「ほとんど食べない」）が20〜39歳では全体では25.8％，男性では31.5％が朝食を欠食，そのうち「ほとんど食べない」と回答した人の割合は21.0％と，5人に1人が朝食をほとんど食べていない（図2-7）．

特に小・中学生の朝食欠食率の推移（全国学力・学習状況調査，2018年，文部科学省）は増加傾向を示しており，2018年では5.5％で，2017年度と比べて1.1ポイント増加している．また，朝食の欠食と学力や体力との関連では，毎日朝食を摂る子どもほど，学力調査の平均正答率や体力調査の体力合計点が高い傾向にある（図2-8）．

朝食の摂取と学力調査の平均正答率との関係

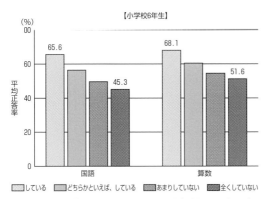

資料：文部科学省「全国学力・学習状況調査」（令和元（2019）年度）

注：（質問）あなたは，生活の中で次のようなことをしていますか．当てはまるものを1つずつ選んでください．「朝食を毎日食べている」

朝食の摂取と全国体力調査の体力合計点との関係

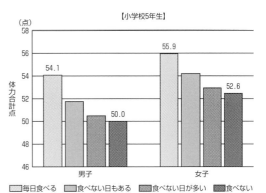

資料：スポーツ庁「全国体力・運動能力，運動習慣等調査」（令和元（2019）年度）

注：（質問）「朝食は毎日食べますか．（学校が休みの日も含める）」

●図2-8● 朝食の摂取と学力・体力との関連[3]

15

3 消化・吸収と栄養素の体内動態

人体における栄養成分の消化・吸収，体内動態，生物学的利用度を通して，栄養成分が体内で相互変換する一連の栄養代謝を学ぶ．代謝における各臓器の特徴や臓器間の連携，細胞から器官レベルでの代謝の全体像を把握し，身体の営みと食べ物，栄養成分との関わりを理解する．

3.1 身体のしくみ

元素
炭素，酸素や水素など，分子を構成している物質．

体脂肪
体脂肪率は，成人男性で10〜25％，女性で18〜30％．

ミネラル
酸素，炭素，水素，窒素以外の元素．「無機質」ともいう．

体内の糖質：約1％
体重60kgの場合約600g（肝臓に100〜200g，筋肉に約400g，血液中には5g程度）．

人体を構成する**元素**は，酸素（O）65％，炭素（C）18％，水素（H）10％，窒素（N）3％の4種で96％を占めている（図3-1）．これらの元素は，水，たんぱく質，脂質，糖質，核酸を構成し，常に分解と合成を受けて，生命維持に寄与している．それ以外の必須元素16種類のほか，体内にごく微量に含まれる元素を加えても30種類以下にすぎない（表3-1）．ヒトはこれらの必要な元素を食物から栄養素として摂取し，利用している．

人体における物質の割合は水が最も多く約60％を占める．男性は筋肉が多く，女性よりたんぱく質と水が多い．女性は**体脂肪**が多く，男性より脂質の割合が高い

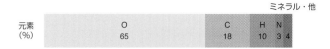

●図3-1● 人体の元素組成

●表3-1● 人体内の元素

必須元素（16種類）	多量元素（7種類）	カルシウム（Ca），リン（P），カリウム（K），硫黄（S），塩素（Cl），ナトリウム（Na），マグネシウム（Mg）
	微量元素（9種類）	鉄（Fe），亜鉛（Zn），銅（Cu），マンガン（Mn），ヨウ素（I），セレン（Se），モリブデン（Mo），クロム（Cr），コバルト（Co）
その他の元素	ごく微量の元素	アルミニウム（Al），ホウ素（B），鉛（Pb）

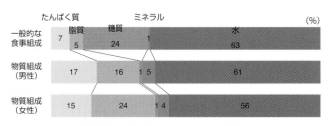

●図3-2● 食事と人体の物質組成

（図 3-2）．人体のたんぱく質，脂質，ミネラルは，食事中よりその割合が大きいが，体内の糖質は，肝臓や筋肉中のグリコーゲンと血液中のグルコースを合わせても約1％で，ほぼ1日で使いきるエネルギー量である．そのため，食事（水分を含む）では24％と，栄養素の中では最も多く摂取している．

　人体の基本単位は細胞である．受精した1個の細胞が分裂を繰り返し，出生時（新生児）では，2〜3兆個の細胞の集合体となり，成人では，約37兆個という試算がある．細胞は分化して約270種類の機能が異なる細胞となり，それらが集まって組織となり，組織は器官（臓器；心臓，肺，胃など）を形成する．さらに，器官は，関連するものを集めて系（循環器系，消化器系，呼吸器系など）として分類される．

人体の細胞数：約37兆個

30歳，172 cm，70 kgの場合の細胞数と推定された．（Bianconi E, et al. Ann Hum. Biol. 40: 463-471,2013）

細胞の種類：約270種類

神経細胞，上皮細胞，筋肉細胞など様々な種類が知られている．

3.2 ······ 消化器系の構造と機能

粘膜

唇で表皮（皮膚）と消化管粘膜とに分かれ，肛門付近で再び表皮とつながっている．

　消化器系は，消化管（口腔・咽頭・食道・胃・小腸・大腸・肛門）と消化腺（唾液腺・胃腺・肝臓・膵臓・胆嚢・腸腺）から構成される（図 3-3）．消化管は全長約9 mの1本の管で，消化管壁はどの部位もほぼ同じ基本構造をもち，管腔側から，粘膜・筋層・漿膜で構成される（図 3-4）．消化管の内側（管腔）は体外である．

3

消化・吸収と栄養素の体内動態

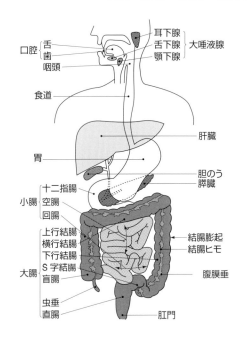

●図3-3● 消化器系の構造

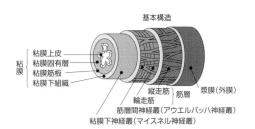

●図3-4● 消化管の基本構造

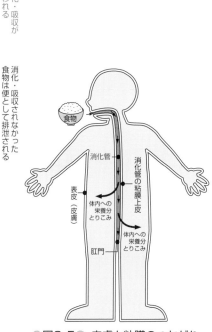

●図3-5● 皮膚と粘膜のつながり

17

食物は消化管内すなわち体外で，消化腺から分泌される消化液と混合されて消化され，必要なものは体内へ吸収され，残りは肛門から排泄される（図3-5）.

1）口腔・食道・胃・小腸・大腸の基本構造

口腔は，歯・口唇・頬部・口蓋・舌・唾液腺などから構成されており，後方は咽頭につながる．成人の**永久歯**は全部で32本である．唾液腺は，大唾液腺（耳下腺・舌下腺・顎下腺）と小唾液腺（口唇腺・舌腺・頬腺など）からなる.

食道は，約25 cmの細い管で咽頭から胃の入り口（噴門部）につながっている．気管の背面を通っており，食道の起始部，気管支との分岐部，**横隔膜**貫通部は狭くなっており（生理的狭窄部），異物の流入や逆流を防いでいる．**蠕動運動**による食塊の輸送にのみかかわり，消化・吸収には関与しない.

胃は，食道から続く50～1,500 mLまで変化できる嚢状の器官で，上部より，胃底部・胃体部・幽門部に分かれる．食塊を一時的に貯留しやすく，また胃粘膜の表面に多くの粘膜ヒダがあり胃内部で食物を撹拌しやすい．胃粘膜には胃小窩と呼ばれる多数のくぼみがみられ，ここに胃腺が開口している.

小腸は細く長い全長6～7 mの管で，十二指腸（約25 cm；指を横に12本並べた分）に始まり，空腸（約2/5），回腸（約3/5）と続く．十二指腸には膵管と総胆管が合流して開口しており，胆汁と膵液が注ぎ込まれ，消化の大半が十二指腸と空腸上部でほぼ完了する．小腸の表面には突起した輪状ヒダが多数あり，ヒダの粘膜面には，絨毛と呼ばれる小突起が無数に生えている．絨毛には微絨毛があり，粘膜の表面積は約600倍，テニスコート約1.5面分になる（図3-6）．広大な表面積により

永久歯
生涯生え変わらない歯．6歳頃から生え始め，15歳頃までに乳歯と入れ変わる．28本＋4本（親知らず）の計32本.

噴門部
胃が食道につながる部分で下部食道括約筋によって食物の逆流を防ぐ.

横隔膜
胸腔と腹腔の境界にある，呼吸運動に関わる筋板．哺乳類にのみ存在する.

蠕動運動
筋肉が伝播性の収縮波を生み出す独立・自立的な運動.

胆汁
脂肪を消化する液で，肝臓でコレステロール，ビリルビン，胆汁酸塩，水から約1 L/日生成される.

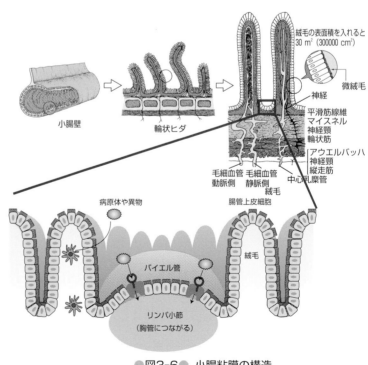

●図3-6● 小腸粘膜の構造

（https://www.calbee.co.jp/rd/result/report28.phpより引用改変）

効率的な栄養素の吸収（約90％）が行われる．小腸は消化器官であると同時に免疫器官でもある．回腸粘膜にある集合リンパ小節（パイエル板）は異物の侵入に対する第1線のバリアおよび免疫系の司令塔として活躍する．

大腸は，直径が5〜7cm，全長約1.6mで，小腸を周回している．盲腸・結腸・直腸に分類され，結腸はさらに上行・横行・下行・S字結腸に分けられる．盲腸末端には虫垂がある．大腸では輪状ヒダや絨毛はみられない．

2）肝臓の構造と機能

肝臓重量は約1,200gで，体内で最大の臓器である．横隔膜の直下にあり，右葉と左葉に分かれ，右葉の下に胆囊がある．各葉は約50万個の肝小葉から構成されている（図3-7）．肝小葉に血液を供給する血管系は肝動脈と門脈で，中心静脈に向かって流れる．中心静脈が集まったものが肝静脈で，血液は肝静脈から下大静脈に流出する．肝臓は血液を豊富に含むため赤褐色で，様々な機能を担う（表3-2）．

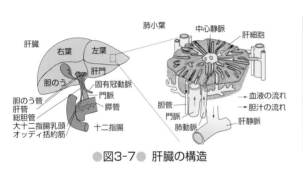

●図3-7● 肝臓の構造

●表3-2● 肝臓の機能

1.	胆汁の生成	コレステロール，色素，塩類などを材料としてつくる
2.	栄養素の貯蔵と加工	肝臓に送られてきた栄養素の貯蔵や再合成
3.	解毒作用	有害物質を分解・抱合して無毒化し，胆汁や尿とともに排泄
4.	生体防御作用	生体防御に必要な免疫グロブリンの生成
5.	血液凝固物質の産生	プロトロンビン，フィブリノーゲンを生成
6.	造血，血液量の調節	血液を貯蔵し，必要に応じて放出

3.3 ······ 消化・吸収と栄養

消化とは，食物中の栄養素が高分子から低分子へ分解されることで，吸収とは，低分子の栄養素が体内に取り込まれることである．消化は，咀嚼や消化管運動による機械的（物理的）消化，消化酵素による化学的消化，腸内細菌による生物学的消化に分かれる（表3-3）．また，消化部位によって消化管内で行われる管腔内消化と，小腸微絨毛膜表面で行われる膜消化に分けられる．

●表3-3● 消化の種類

機械的消化（物理的消化）	咀嚼※や消化管運動によって，食物を摩砕して消化液と混合し，かゆ状・液状にする．※口の中でよく噛むこと．科学的消化を受けやすくなる．
化学的消化	消化液中にある消化酵素の作用により，大きな分子である栄養素を小さな分子へ分解する．消化の中心的役割である．
生物学的消化	主に大腸で腸内細菌※が未消化物を分解する．※腸内細菌は，ヒトがもつ消化酵素では分解できない食物繊維を分解する．

1）水溶性栄養素

水溶性栄養素には，糖質，たんぱく質，水溶性ビタミン，ミネラル（無機質）がある．水溶性栄養素は消化液と融合し，消化されやすい．吸収できる大きさまで低分子化された栄養素（単糖類，アミノ酸，短・中鎖脂肪酸）は，小腸上皮細胞から吸収されると，毛細血管に入り，小腸から門脈を経て肝臓に流れ込む（図3-8）．

2）疎水性栄養素

疎水性栄養素の代表である脂質は，消化液とは融合せず，消化吸収には**乳化剤**と

して胆汁酸を必要とし，乳化されて**エマルション**を形成することにより，リパーゼなどの脂質分解酵素の作用を受けやすくなる。脂質の消化産物や脂溶性ビタミン（A・D・E・K）は，胆汁酸と**ミセル**を形成し，小腸から吸収される。これらの疎水性栄養素は，吸収後，**リポたんぱく質**であるキロミクロン（カイロミクロン）を形成し，リンパ管より胸管を経て全身に運搬される（図3-8）。

3.4・・・・・・ 消 化 過 程

消化は，唾液腺，胃腺，膵臓・肝臓などの消化腺（外分泌腺）から分泌される消化液中の消化酵素によって促進される（表3-4）。

口から入った食物は，口腔内での咀嚼によって細かく刻まれ，唾液腺から分泌される唾液と混合されて食塊となり，嚥下により咽頭から食道に入り，蠕動運動によって胃に送られる。胃では**食塊**が一時蓄えられ，胃腺から分泌される胃液による消化と胃壁の蠕動運動によって**粥状液**となり，十二指腸に送られる。十二指腸では粥状液が膵液，胆汁，腸液と混ざり微粥状となり，消化酵素による加水分解を受ける。さらに，小腸を通過する間に大部分が消化され，必要な栄養素が小腸の吸収細胞から吸収され，残りの部分は大腸に送られる。

大腸では，一部は**腸内細菌**により分解（発酵）され，大腸上皮細胞で吸収される。大腸を通過する間に，水分が吸収され，スープ状であったものが固形状の糞便塊となり，肛門から排泄される。

1）唾液腺，舌腺

唾液腺には大唾液腺と小唾液腺があり，分泌される唾液には，口腔内を潤し，咀

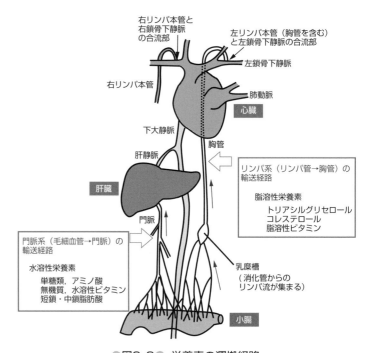

●図3-8● 栄養素の運搬経路

（林 淳三：改訂基礎栄養学（Nブックス），建帛社，2010より引用）

嚼を円滑にし，嚥下しやすくする機能があるとともに，粘膜保護や感染防御作用がある．耳下腺からは，α-アミラーゼに富む漿液性の唾液が，舌下腺からはムチンが分泌される．顎下腺からは，両者の混合液が分泌される．漿液性の唾液には，抗菌作用（塩素イオン）や殺菌作用（リゾチーム，ペルオキシダーゼ）があり，口腔内の浄化にも役立っている．

ムチン
粘液性の高い唾液に含まれる糖たんぱく質．粘膜を保護する作用がある．

2）胃　　腺

胃腺は，主細胞・壁細胞・粘液細胞・G 細胞の 4 種類の細胞によって構成されている．主細胞はペプシノーゲン，壁細胞は胃酸（塩酸）とキャッスル内因子，粘液細胞はムチンを分泌する外分泌細胞である．G 細胞はガストリンを分泌する内分泌細胞である．胃酸は，ペプシノーゲンを活性化するほか，胃内を強酸性（pH 1〜2）に保ち，食物とともに侵入する病原菌等の殺菌，微生物の増殖抑制に役立つ．

G 細胞
幽門腺や十二指腸，膵臓などにみられ，胃主細胞や壁細胞と連携して機能する．

ペプシノーゲン
ペプシン（たんぱく質分解酵素）の前駆体（不活性型）．

キャッスル内因子
ビタミン B₁₂ の吸収に関与するたんぱく質．

ガストリン
胃での消化作用を促進するホルモン．

3）膵　　臓

膵臓には，十二指腸に膵液を分泌する外分泌腺と，血中にインスリンやグルカゴンなどの血糖調節ホルモンを分泌する内分泌腺（ランゲルハンス島）がある．膵液は，三大栄養素の消化酵素を含み，重炭酸イオン（HCO_3^-；弱アルカリ性 pH 7〜8）が含まれ，胃から送られて来た酸性の粥状食塊を中和する．これにより膵液や腸液に含まれる消化酵素の至適 pH となる．

三大栄養素の消化酵素
糖質（α-アミラーゼ），脂質（リパーゼ），たんぱく質（トリプシノーゲン，キモトリプシノーゲン）．

至適 pH
酵素が作用するための最適な pH．

4）胆　　嚢

胆嚢は総肝管によって肝臓と接続している洋梨型の器官で，胆汁を貯蔵して約 10 倍に濃縮する．胆嚢は，食物が十二指腸に入ると，副交感神経の働きにより胆汁を十二指腸へ放出する．胆汁には，胆汁酸，胆汁色素（ビリルビン）などが含まれるが，消化酵素は含まれない．主成分である胆汁酸は，脂質を乳化させて膵液リパーゼによる消化を受けやすくする．胆汁酸は，回腸下部から再吸収され，門脈を経て肝臓に戻り，再度胆汁中に分泌される（腸肝循環）．

副交感神経
代表的なものが迷走神経（複雑な走行をする）で，脳から腹部に伝達する神経．

糜粥
細かい粥状食塊．

5）小　　腸

十二指腸への膵液と胆汁の流入，小腸粘膜からの大量の腸液によって，糜粥は最終段階までに消化される．腸液は，重炭酸イオンを多く含むアルカリ性の粘液で，酸性糜粥を中和することにより，膵液の作用を補って消化を完成させる．腸液には，エンテロキナーゼも含まれており，これによってトリプシノーゲンは活性化されトリプシンとなる．腸液による管腔内消化に加えて，小腸微絨毛膜では，二糖類やペプチドを加水分解する酵素が局在しており，膜消化も行われる（表 3-4）．

3.5 ····· 管腔内消化の調節

消化管ホルモン
内分泌器官である消化管で合成されて分泌されるホルモンで，ガストリン，セクレチン，コレシストキニンが主なホルモン．

口から入った食物は，消化管を移動していく過程で，様々な消化酵素の働きによって，段階的に吸収されやすい形に消化される．このように消化管内で起こる消化を管腔内消化という．管腔内消化では，自律神経と消化管ホルモンが協働し，適切な消化液の分泌と消化管の運動を調節している．

消化形態	消化管	消化腺	消化液 (分泌量 L/日) pH・色	消化液に含まれる 消化酵素	消化酵素が分解する栄養素	栄養素の分解産物
管腔内消化	口腔	唾液腺	唾液 (1〜1.5 L) pH 6〜7 中性・無色	α-アミラーゼ（エンド型）	でんぷん	デキストリン マルトース
	胃	胃腺	胃液 (1〜2 L) pH 1.5〜2 強酸性・無色	ペプシノーゲン【非活性型】 ※胃酸によりペプシン【活性型】に変換（エンド型）	たんぱく質	ポリペプチド オリゴペプチド
	十二指腸	膵臓	膵液 (0.7〜1.5 L) pH 7〜8 弱アルカリ性・無色	α-アミラーゼ（エンド型）	でんぷん	マルトース
				トリプシノーゲン【非活性型】 ※エンテロキナーゼによりトリプシン【活性型】に変換（エンド型）	たんぱく質 ポリペプチド	オリゴペプチド
				キモトリプシノーゲン【非活性型】 ※トリプシンによりキモトリプシン【活性型】に変換（エンド型）		
				カルボキシペプチダーゼ（エキソ型）	オリゴペプチド（C末端）	アミノ酸 ペプチド
				リパーゼ	トリアシルグリセロール	2-モノアシルグリセロール 脂肪酸
		肝臓	胆汁 (0.5〜1.0 L) pH 7 中性・赤褐色	消化酵素は含まれていない ※胆汁に含まれる胆汁酸は乳化剤として脂質の消化を助ける.	―	―
膜消化	空腸		小腸絨毛上皮細胞の膜上に局在	マルターゼ	マルトース	グルコース
				ラクターゼ	ラクトース	グルコース・ガラクトース
				スクラーゼ	スクロース	グルコース・フルクトース
				ペプチダーゼ	ペプチド	アミノ酸

1）脳相・胃相・腸相

　食物を摂取する際には，反射的に視覚や嗅覚が刺激され，副交感神経（迷走神経）を介して胃の粘膜に伝えられ，**胃液**の分泌が高まる．胃液の分泌は，神経系，内分泌系の調節を受けており，脳相（刺激），胃相（刺激），腸相（抑制）の3つの段階に区分される．

（1）脳相

　脳相では，食物の嗅覚や味覚刺激が大脳・脳幹を刺激し，それらの刺激が副交感神経（迷走神経）を介して直接胃の粘膜に伝えられる．迷走神経によって胃壁から塩酸を，G細胞から**ガストリン**分泌を促進して，刺激が間接的に伝えられることにより胃液の分泌が高まる．この時期を脳相という．

（2）胃相

　食塊が胃に入ると，胃壁が伸展したり，食物中の成分がガストリン分泌細胞を刺激する．血液中にガストリンが分泌されると，胃液の分泌がさらに高まる．この時期を胃相という．塩酸に富む大量の胃液分泌が3〜4時間続き，胃の運動が促進する．

　胃内容物がpH2以下になると，ガストリンの分泌が抑制され，胃液の分泌や胃の運動も抑制される．

（3）腸相

食塊が酸性の消化粥となって十二指腸に入ると，十二指腸壁のS細胞からセクレチンが分泌され，ガストリンや胃液の分泌を抑制する．胃液の分泌抑制は，GIP，コレシストキニン，ソマトスタチンによってもなされる

また，胃の運動を抑制することにより胃内容物の十二指腸への移送を抑制する．この時期を腸相という（図3-9）．

S細胞
十二指腸粘膜内に存在する小顆粒細胞．

セクレチン
小腸粘膜で合成され，膵臓からの重炭酸塩の外分泌を亢進させる消化管ホルモン．十二指腸のpHが低下すると分泌される．

GIP
（gastric inhibitory polypeptide）胃酸分泌を抑制するとされたが，ヒトではその作用がほとんどなく，現在は，glucose-dependent insulin-otropic polypeptideの略語としてインクレチン作用を示す物質．

コレシストキニン
十二指腸や空腸から分泌される消化管ホルモン．

ソマトスタチン
十二指腸，胃幽門部のほかにも膵臓から分泌される．成長ホルモン，インスリンなどの分泌抑制にも作用する．

自律神経系
意識的な努力を必要とせず自動的（自律的）に機能する神経系統．消化腺，呼吸，血圧などを調節する．

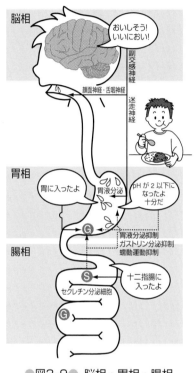

●図3-9● 脳相・胃相・腸相

2）自律神経系による調節

消化管活動の調節は，消化管自体に存在する**自律神経系**と，脳と消化管をつないでいる交感神経と副交感神経によって行われている．交感神経は，唾液分泌を促進するが，消化液の分泌や消化管の運動を抑制する．副交感神経は，消化液の分泌や消化管運動を促進する．副交感神経が優位なときは蠕動運動が活発となり排便が促進される．

3）消化管ホルモンによる調節

消化管には20種類以上の消化管ホルモンが存在し，食物摂取とその消化内容物の刺激によって，胃や小腸粘膜にある特殊な細胞から分泌される．

消化管ホルモンは，主に消化管運動や消化液の分泌を調節している．

3.6 ······ 膜消化，吸収

管腔内消化に続く**膜消化**は，小腸吸収細胞の膜表面で行われる．この段階では，各栄養素は膜消化酵素によりそれぞれ最終段階にまで消化され，その後直ちに吸収される．

1）膜の透過

栄養素の吸収には，小腸吸収細胞の中を通る細胞路と，細胞と細胞のすき間（細胞間隙）を通る細胞外路の2つの経路がある．膜消化・吸収は，膜の透過性と関係している．吸収機能の仕組みの中で重要なものに，**受動輸送**（単純拡散，促進拡散）と**能動輸送**がある．

受動輸送は，細胞内外の濃度勾配に従った輸送経路でエネルギーを必要とせず，輸送担体を必要としない単純拡散と輸送担体を必要とする促進拡散に分類される．ここで栄養素は，濃度の高い方から低い方へ輸送され，濃度勾配が大きいほど輸送速度は大きい．

2）能 動 輸 送

能動輸送は，細胞内外の濃度勾配に逆らった輸送経路で，エネルギーと**輸送担体**を必要とする．これは，細胞外の濃度が低い場合でも濃度の高い方へ物質を輸送することができる．輸送担体を介するため，類似物質があると競合作用がみられ，ある濃度以上になると飽和現象がみられる．

輸送担体
(transporter)
生体膜を貫通し，膜を通して物質の輸送をするたんぱく質の総称

3.7 ······ 栄養素別の消化・吸収 （図3-10）

1）炭 水 化 物

でんぷん（多糖類）は，管腔内消化と膜消化の2段階の消化によってグルコース（単糖類）にまで消化される．まず，唾液アミラーゼ，膵アミラーゼによって，デキストリンを経てマルトース（二糖類）に分解される．次に，小腸吸収細胞上にある膜消化酵素のマルターゼによりグルコースになり吸収される．

二糖類であるスクロース，ラクトースは，膜消化酵素スクラーゼ，ラクターゼにより，単糖類になり吸収される．

単糖類であるグルコースとガラクトースは，輸送担体 SGLT1 により能動輸送で吸収される．フルクトースは，輸送担体 GLUT5 により促進拡散で取り込まれる．吸収された単糖類は，基底膜にある輸送担体 GLUT2 により細胞外に出て毛細血管に入る．

食物繊維や**難消化性糖質**は，消化酵素で消化されずに大腸に移送される．大腸では腸内細菌による発酵を受け，酢酸，プロピオン酸，酪酸などの短鎖脂肪酸やメタンガスなどが生じる．短鎖脂肪酸の一部は，大腸から吸収され，エネルギー源となるものもある．

SGLT1
ナトリウム依存性グルコース輸送担体．微絨毛膜に存在しグルコースを Na^+ と共輸送する．

GLUT5
フルクトースに特異的な促進拡散型輸送を行う輸送担体．

GLUT2
p.49 参照．

難消化性糖質
p.54 参照．

2）たんぱく質

たんぱく質は，管腔内消化と膜消化の2段階の消化によって，アミノ酸またはジトリペプチドにまで消化される．管腔内消化では，胃液のペプシンと膵液のトリプシン，キモトリプシン，カルボキシペプチダーゼによる化学消化によって**オリゴペプチド**となる．ペプチドは膜たんぱく質輸送体に水素イオン（H^+）が結合し，能動輸送により吸収される．ペプシンは，初め不活性型のペプシノーゲンとして分泌され，胃内で塩酸によって活性型のペプシンとなる．トリプシン，キモトリプシンも不活性型酵素（**プロ酵素**）のトリプシノーゲン，キモトリプシノーゲンとして分泌され，小腸の活性化因子によって活性型となる．

膜消化では，小腸吸収細胞上にあるオリゴペプチドはジペプチダーゼやアミノペプチダーゼなどの作用により，アミノ酸となり吸収される．

オリゴペプチド
アミノ酸が3〜4個ペプチド結合（−CONH−）しているもの．
ジペプチドはアミノ酸が2個，トリペプチドは3個，一般にたんぱく質は50個以上が結合している．

プロ酵素
チモーゲンともいわれる．消化管内で活性化されると消化作用が始まる．

トリグリセリド
p.68 参照．

胆汁
肝臓で生成され，胆汁酸と胆汁色素を含む黄褐色のアルカリ性の液体．

長鎖脂肪酸
p.69 参照．

開裂
共有結合が切断されミセルが分裂すること．

3）脂　　質

脂質は，主に膵リパーゼによって管腔内消化を受ける．食物中に含まれる脂質の大部分は，長鎖脂肪酸から構成されるトリグリセリド（TG；中性脂肪）である．脂質は胆汁中に含まれる胆汁酸の作用で乳化され，リパーゼの作用を受けやすくなる．TG は主にモノアシルグリセロールと**長鎖脂肪酸**に分解され，分解物は胆汁酸と複合ミセルを形成する．複合ミセルは微絨毛膜に近づくと**開裂**し，分解物は単純

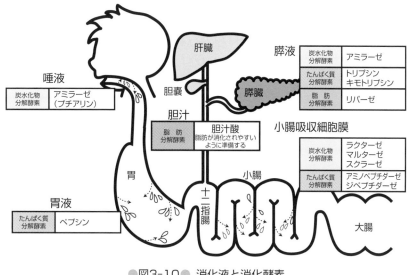

●図3-10● 消化液と消化酵素

拡散により吸収される。吸収されたモノアシルグリセロールと長鎖脂肪酸からトリグリセリドが再合成される。

4）ビタミン

脂溶性ビタミンは，脂質の消化・吸収と同様に胆汁酸の作用を受ける。胆汁酸や他の脂質分解物とともに複合ミセルを形成した後，単純拡散により細胞内に取り込まれる。食物中の脂質が少ない場合は，吸収に必要な複合ミセルの形成が不十分となるため，脂溶性ビタミンの吸収は悪くなる。

水溶性ビタミンは腸で吸収され，門脈血に入る。ビタミンB_{12}以外は輸送担体（トランスポーター）のたんぱく質と結合して貯蔵されるが，血漿中の濃度が一定以上になると，尿中に排泄される。ビタミンB_{12}は，胃の壁細胞から分泌された内因子と結合し，回腸下部に局在する受容体を介して吸収される。

内因子
胃や小腸にある粘液たんぱく質で，ビタミンB_{12}の吸収に関与する。

5）ミネラル

ミネラルは，水に溶解してイオンとして存在しており，その大部分は小腸で吸収される。カルシウムは主に小腸上部で能動輸送により吸収される。この吸収はビタミンDを介して調節されている。食品中に含まれる鉄にはヘム鉄と非ヘム鉄がある。肉や魚に含まれるヘム鉄は，非ヘム鉄に比べ吸収率が高く，他の食品の影響を受けにくい。一方，主に植物性食品に含まれる非ヘム鉄は，3価鉄（Fe^{3+}）として存在し，胃内で還元作用のあるビタミンCなどにより2価鉄（Fe^{2+}）に還元されて吸収される。

小腸吸収細胞から吸収された各栄養素の運搬は，水に対する溶解性によって異なる．水溶性栄養素は，**毛細血管**から門脈を経て運搬される．一方，疎水性栄養素は，リンパ管を経由して運搬される（図3-11）．

> **毛細血管**
> 動脈と静脈をつなぐ細い血管で，組織に酸素と栄養を送っている．太さは10ミクロン程度．

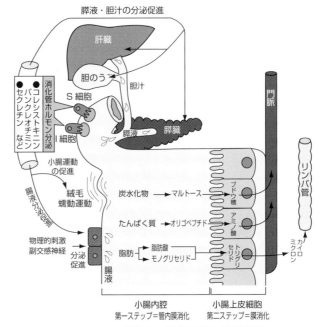

●図3-11● 栄養素の消化過程と輸送経路

1）門 脈 系

水溶性栄養素である単糖類，アミノ酸，ミネラル，水溶性ビタミン，短鎖・中鎖脂肪酸は，小腸吸収細胞に吸収された後，毛細血管に取り込まれ，門脈を経て肝臓に運ばれる．さらに肝臓から肝静脈を通り心臓に入り全身に運搬される．

2）リンパ系

モノアシルグリセロールと長鎖脂肪酸から再合成されたトリグリセリド，脂溶性ビタミンなどの疎水性栄養素は，小腸吸収細胞内で**カイロミクロン**を形成し，リンパ管に入る．その後，胸管を経て左鎖骨下静脈に入り，心臓を経て全身に送られる．

> **カイロミクロン**
> 食事由来の脂質を血中へ運搬するリポたんぱく質．大部分をトリアシルグリセロールが占め，その他にコレステロール，リン脂質，たんぱく質から構成される．

3）細胞外液

細胞外にある水分を細胞外液といい，体水分の約1/3を占める．成人では体重の約20%，そのうち15%が細胞や組織間にある間質液，5%が血漿中の水分である．細胞外液は，細胞にとって必要な酸素や栄養素を供給する一方，細胞内で産生された二酸化炭素や栄養素が代謝された後に生じた物質を体外に排泄するために運搬する役割を果たしている．

1）消化吸収率

食品中の栄養素が，消化管から生体内にどのくらい消化吸収されたかを示す数値を消化吸収率という．摂取した食品中の栄養素のすべてが消化吸収される訳ではなく，栄養素の一部は，消化吸収されず糞便中に排泄される．糞便中には，消化吸収されなかったもの以外に，食品由来の成分とは関係ない消化管からの分泌物，腸内細菌，腸の粘膜からはがれた細胞などの内因性成分も含まれる．

内因性成分を考慮していないものを**見かけの消化吸収率**，内因性成分を考慮したものを**真の消化吸収率**といい，次の式で示される．

$$見かけの消化吸収率（\%）=\frac{吸収量}{摂取量}\times100=\frac{摂取量-糞中排泄量}{摂取量}\times100$$

$$真の消化吸収率（\%）=\frac{摂取量-（糞中排泄量-糞中内因性排泄量）}{摂取量}\times100$$

真の消化吸収率は，見かけの消化吸収率より高い値となる（表3-5）.

●表3-5● 白米中のたんぱく質，脂質，炭水化物の消化吸収率

	たんぱく質	脂質	炭水化物
見かけ上の消化吸収率（%）	78.57	78.63	99.66
真の消化吸収率（%）	97.58	99.45	——

2）栄 養 価

食品の栄養価は，摂取された食品が消化吸収され，体内で利用されて初めて判定できる．同じ食品を同じ量摂取しても，食品の組み合わせ，調理方法や食べ方によって変動する．さらに，性，年齢，生活活動，体調など様々な要因によって消化吸収率や体内における利用に違いが生じる．

食品に含まれる**栄養成分**によってエネルギー量を算出するには，**エネルギー換算係数**や**アトウォーター指数**を用いる簡便な方法がある．食事や食品中のたんぱく質の栄養的価値を測る方法には**生物価**や**アミノ酸価**がある．

栄養成分
日本標準食品成分表2020年版（八訂）に掲載されている食品の栄養成分．

エネルギー換算係数
各成分1g当たりの利用エネルギー量を算定するのに用いられる食品ごとの係数

アトウォーター指数
p.29参照.

生物価
p.63参照.

アミノ酸価
p.65参照.

4 エネルギー代謝

エネルギーの語源はギリシャ語のエルゴン（ergon；物体内部に蓄えられた仕事をする能力という意味の語）で，ヒトが物事をなし遂げる気力・活力のことである．

生物界のエネルギーの原点は，植物が光合成によって取り入れる光エネルギーであり，私たちはでんぷんを食物として摂取し，でんぷんに封じ込まれた化学エネルギーをアデノシン三リン酸（adenosine triphosphate：ATP）という生体内の高エネルギー化合物に変え，ATP から得られるエネルギーを様々な種類の仕事に変換している（図4-1）．これらすべての「仕事」は，ATP がアデノシン二リン酸（adenosine diphosphate：ADP）とリン酸（Pi）に分解される際に発生するエネルギー（7.3 kcal/mol）を利用している．ATP は細胞が行う「仕事」の直接的エネルギー源であり，「エネルギーの通貨」ともいわれる．**エネルギーの単位**はジュール（J），およびカロリー（cal）が用いられている．

平均的な日本人男性，18～29歳，身長 171.0 cm，体重 64.5 kg（巻末付表参照）が，適度な生活（**身体活動レベルⅡ**）をしている場合の推定エネルギー必要量は，1日あたり 2650 kcal である．このエネルギー量を単純に ATP に換算するとおよそ 360 分子となる．ATP の分子量を 500 として概算すると，重量にして 181 kg である．図4-1 に示すように ATP → ADP + Pi → ATP のサイクルが働いているとしても，体重のおよそ 3 倍の ATP を毎日消費している．

アデノシン三リン酸
アデノシン（アデニン＋リボース）に 3 分子のリン酸が結合した分子．エネルギー発生の視点では，アデノシン＋リン酸（Pi）＝AMP（アデノシン一リン酸，アデニル酸）に 2 分子のリン酸であるピロリン酸（PPi）が高エネルギー結合しており，リン酸またはピロリン酸がはずれるときのエネルギーを利用している．

エネルギーの単位
国際単位系におけるエネルギーの単位はジュール（J）であるが，栄養学ではカロリー（cal）を使うことが多い．これらの単位は非常に小さく，kJ（またはMJ），kcal が用いられる．食事摂取基準では，kcal から kJ への変換は FAO/WHO 合同専門委員会報告に従い，1 kcal＝4.184 kJ としている．

身体活動レベル
日常生活の平均的な活動の強度の強さを表している（表4-3参照）．

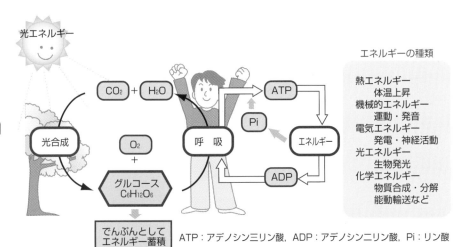

ATP：アデノシン三リン酸，ADP：アデノシン二リン酸，Pi：リン酸

●図4-1● 生物界のエネルギーの循環

1）物理的燃焼値

食品のエネルギーは，爆発熱量計を用いて測定できる．食品を完全燃焼させた際に生じる熱エネルギーは，炉を囲む水温の変化により知ることができる（図4-2）．

エネルギー産生栄養素は完全燃焼するので，1gあたりのエネルギー量は糖質4.10 kcal，脂質9.45 kcal，たんぱく質5.65 kcalとなる．

2）生理的燃焼値（生体利用エネルギー量）

> **ルブネル**
> M.Rubner（1854-1932）．栄養素のエネルギー（ルブネルの係数）だけでなく，体表面積とエネルギー消費量の関係性などを見出した．

1883年ドイツの**ルブネル**（Rubner）は，改良した爆発熱量計で食品のエネルギー産生栄養素の燃焼値を測定した．ルブネルの功績は，尿中にエネルギーを含む代謝産物が排泄されるのを見出したことにある．この排泄物は窒素化合物であり，たんぱく質1gあたり平均1.3 kcalに相当し，これを差し引くと糖質，脂質，たんぱく質の1gあたりのエネルギーは，それぞれ4.1 kcal，9.45 kcal，4.35 kcalとなる．その後，消化吸収試験にも着手し，それぞれ4.1 kcal，9.3 kcal，4.1 kcalがルブネル係数とされている．

> **アトウォーター**
> W.O.Atwater（1844-1907）．食品を消化吸収した後の利用可能なエネルギー量を生理的燃焼値として求めた．

その後，1900年アメリカの**アトウォーター**（Atwater）は，主要食品の熱量を爆発熱量計で測定し，複数の食事パターンから一般的な食事の消化吸収率を加味して，糖質，脂質，たんぱく質の1gあたりの燃焼値を4.0 kcal，8.9 kcal，4.0 kcalとしたが，現在では簡略化した4 kcal，9 kcal，4 kcalを生理的燃焼値（アトウォーター指数）という（表4-1）．

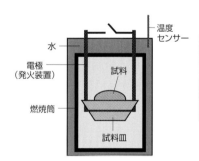

温度センサー
水
電極（発火装置）
試料
燃焼筒
試料皿

●図4-2● 爆発熱量計（ボンブカロリメーター）の原理

●表4-1● 体内で利用できる栄養素のエネルギー量

	物理的燃焼値[*1]（kcal/g）	尿中排泄エネルギー[*2]（kcal/g）	ルブネルの係数[*3]（kcal/g）	消化吸収率（%）	生理的燃焼値[*4]（kcal/g）
糖質	4.10	0	4.1	97	4.0
脂質	9.45	0	9.3	95	9.0
たんぱく質	5.65	1.3	4.1	92	4.0

*1 爆発熱量計を用いて測定した平均値．
*2 たんぱく質は尿素，尿酸，クレアチニンなどとして1gあたり約1.3 kcalの熱を保持した状態で排泄される．
*3 尿中排泄エネルギーを考慮してルブネルが考案した値．
*4 ルブネルの係数をもとにアトウォーターが平均消化吸収率を考慮した値で，アトウォーター指数ともいう．

4.3 ・・・・・・ エネルギー消費

人は，生命の維持（代謝），発育（妊娠），成長，日常生活などでエネルギーを消費している．生命の維持（代謝）に必要なエネルギーは**基礎代謝量**（basal metabolic rate：BMR）として，成長（妊娠），発育には組織増加分のエネルギーとして，日常生活を送る上では，睡眠，食事，運動，休息，仕事などの身体活動でエネルギーを必要とし，消費している．したがって，各ライフステージでは，消費に見合うエネルギー摂取が必要となる（巻末付表参照）．

成人では，1日に消費するエネルギー量を，簡便に知る方法として，基礎代謝量に身体活動レベルを乗じる（p.37，4.5節参照）．摂取エネルギー量は，1日に摂取

した食品中の栄養素のエネルギー量で算出できる。日々のエネルギー収支は体重を測定することで把握ができるが，実際には数日から数カ月間の体重やBMI（body mass index）の変化を目安とする。**推定エネルギー必要量**の算定は，目標とするBMIの範囲を設定し，その範囲内で体重が変化しないことを前提としている。

一方，成長期には日々身体が大きくなるが，大きくなるためには「蓄積した組織に含まれるエネルギー」と「蓄積する組織を合成するためのエネルギー」が必要である。

1）基礎代謝量

基礎代謝（basal metabolism：BM）とは，覚醒状態で必要な最小限のエネルギーである。早朝空腹時に室温など快適な室内において**安静仰臥位**・**覚醒状態**で測定した単位時間あたりの消費エネルギー量を基礎代謝量という。基礎代謝量は，成人男性で約1500 kcal/日，女性で約1100 kcal/日であり，1日の消費エネルギー量の約6〜7割を占める（図4-3）。組織別にその内訳をみると，脳，肝臓，骨格筋で基礎代謝の約6割を占めている（図4-4）。

基礎代謝量は年齢，体格，性など様々な条件で変動するが，10代後半にピークとなり，加齢に従って徐々に低下する。基礎代謝基準値（体重1 kg当たり）では，最も高いのは，1〜2歳（男子61.0，女子59.7 kcal/kg/日）である。

基礎代謝量が低下する要因は，高齢者では筋肉などの減少による除脂肪体重（LBM）の低下があげられる。肥満者では基礎代謝量が低く痩せでは高い。女性は，男性に比べ筋肉量が少ないため，基礎代謝量は男性より低い。

月経周期により基礎体温が変動するが，基礎代謝量もこれに連動するので，卵胞期に低下し，排卵後の黄体期に高くなる。甲状腺ホルモンやカテコールアミンなどは，エネルギー消費を増大させる働きがある。**甲状腺機能亢進症（バセドウ病）**では基礎代謝量は上昇し，**甲状腺機能低下症（クレチン病）**では低下する。ほかにも，外気温が低いと体温維持のため基礎代謝量は亢進し，また，空腹時には飢餓回避のため，基礎代謝量は低下する。

2）安静時代謝量

安静時代謝量（resting energy expenditure：REE）は椅子に座して安静にして

推定エネルギー必要量

性・年齢階級・身体活動レベル別に推定エネルギー必要量を参考表として算定されており，活用の際には，エネルギーの過不足を，体重の変化，またはBMIを用いて評価する必要がある。

安静仰臥位

安静の意味するところは状況によって異なるが，この場合心身ともに落ち着いた状態を指す。仰臥位はあお向けに寝ている状態を示す。

覚醒状態

目が覚めた状態。外部刺激に対して適切な反応をなし得る脳の状態。

基礎代謝量と基礎代謝基準値

基礎代謝量を参照体重で除した値を基礎代謝基準値（kcal/kg体重/日）という。基礎代謝基準値は体格の影響が除かれるため，基礎代謝量とは異なる経年変化を示す。食事摂取基準2020年版では，最も若い年齢階級である1〜2歳がピークで，加齢に伴い減少し続け50歳以上の年齢階級では変化がない。

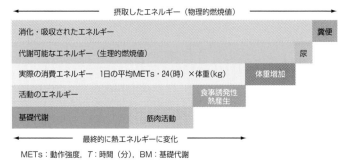

METs：動作強度，T：時間（分），BM：基礎代謝

●図4-3● 摂取エネルギーの消費配分

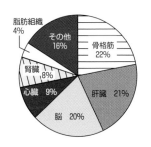

●図4-4● 基礎代謝の内訳（厚生労働省　身体活動とエネルギー代謝より）

いる時間の消費エネルギー量であり，基礎代謝量の 1.1 倍と考えられている．基礎代謝量と同様に**除脂肪体重**（lean body mass：LBM）の影響を強く受ける（図4-5）．基礎代謝量と比較して測定条件が厳密ではないため，測定が容易である．

安静時代謝量は1メッツ（METs；身体活動強度の単位）で，これを基準に身体活動強度は相対的にメッツ値が決められている（図4-6）．

甲状腺ホルモン
甲状腺から分泌されるトリヨードチロニン（T3），チロキシン（テトラヨードチロニン，T4）を指す．甲状腺はカルシトニンも分泌するが，これには含まれない．

カテコールアミン
副腎でチロシンから合成・分泌される神経伝達物質（ドーパミン，ノルアドレナリンなど）．

甲状腺機能亢進症（バセドウ病）
甲状腺における甲状腺ホルモンの産生が高まっている病態．基礎代謝の亢進以外にも動悸，発汗過多，体重減少，収縮期血圧の上昇などの症状を呈する．

甲状腺機能低下症（クレチン病）
様々な原因により甲状腺による甲状腺ホルモンの合成，分泌が低下した病態を指す．基礎代謝の低下以外に無力感，発汗減少，体重増加，低体温などを呈する．

除脂肪体重
体重から体脂肪量を差し引いて求める．内臓，体液，骨，骨格筋から構成される．骨格筋量は個人差が大きく，加齢により低下しやすい．

メッツ
身体活動の強さを表す単位

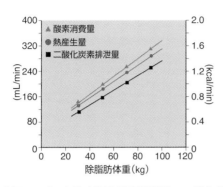

●図4-5● 安静空腹時酸素消費量，二酸化炭素排泄量，熱産生量と除脂肪体重との関係

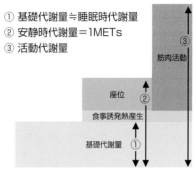

●図4-6● 代謝量の概念

3）睡眠時代謝量

睡眠時代謝量は，基礎代謝量と同等と考えられている．基礎代謝量が覚醒時に食後の代謝亢進の影響がないように測定するのに対し，睡眠時代謝量は，入眠後しばらくは食事の影響を受ける可能性があるがわずかである．睡眠時は，筋肉の弛緩，交感神経活動の低下，心拍数の低下などにより，代謝量は低下する．一晩に20〜30回程度の寝返りにより，代謝量が微増するとも考えられる．

4）活動代謝

私たちが消費しているエネルギーは，生命維持のための基礎代謝量と日常生活活動に伴う活動代謝量に分類される（表4-2）．1日の活動には睡眠や安静時もあるので睡眠時代謝量や安静時代謝量も活動時代謝量に含まれる．しかし，図4-6に示したように，実際に消費しているエネルギー量の内訳をみると，すべての活動に伴うエネルギー消費量は基礎代謝量を含んでいる．後述する食事誘発性熱産生は，食後数時間と限定的に消費されている．座位という状態での活動で消費するエネルギーを安静時代謝量，その他，睡眠時でも座位でもない筋肉活動時のエネルギー消費量を活動代謝量という．

活動に伴うエネルギー消費量は，強度，時間および体格に比例する．同じ活動（運動）であったとしても，体格などの違いにより個々人で全く異なるため，万人に共通する絶対値を示すのは不可能である．しかしながら，体重管理のためには，活動代謝量を正確に把握する必要がある．

身体活動を定量化するためには，身体活動の指標である強度と時間の情報が必要である．強度の単位で用いられるのがメッツ（METs）である．

5）メッツ（METs），身体活動レベル（PAL）

メッツ（metabolic equivalents：METs）とは，座って安静にしている状態での酸素摂取量（3.5 mL/kg/分）を基準として示される相対的活動強度である．普通歩行の**酸素消費量**は 10.5 mL/kg/分であり，3 メッツ（10.5÷3.5=3）に相当する．活動内容とメッツの範囲は，2.0 メッツ未満を静的，2.0 以上 3 メッツ未満を低強度，3 メッツ以上 6 メッツ未満を中強度，6 メッツ以上を高強度の活動に分類している（表4-2）．

利用上の注意点は，実際の活動強度と活動時間を考慮せずに活動名を単純に当てはめると大きな誤差を生む．特に過大評価をしがちである．例えば，サッカーの練習を 2 時間行った場合，2 時間すべてメッツを 6.0 にしてしまう事例がしばしば見受けられる．

「健康づくりのための身体活動基準 2013」では，18～64 歳の生活活動・運動の基準として歩行など 3 メッツ以上の運動を毎日 60 分行うことを推奨している．また，「メッツ・時」を相対的活動代謝量の単位とし，**エネルギー消費量**は「メッツ・時×体重」で算定する．

身体活動レベル（physical activity level：PAL）とは，日常生活の平均的な活動の強度を表したもので，1 日の総エネルギー消費量が基礎代謝量の何倍になるかを示した値（1 日の総エネルギー量を基礎代謝量で除した値）である．生活や仕事の内容によって，Ⅰ（低い：1.40～1.60），Ⅱ（ふつう：1.60～1.90），Ⅲ（高い：1.90～2.20）の 3 段階に分類されている（表4-3）．日本人成人はおよそ 1：2：1 の人数比となる．

6）食事誘発性熱産生

食物を摂取すると消化管の活動が活発になり，安静にしていても身体が暖かくなり，汗をかいたりする．数時間にわたるこの現象を食事誘発性熱産生（**DIT** または特異動的作用：**SDA**）という．

● 酸素消費量とエネルギー消費量

1 L の酸素消費量は約 5 kcal のエネルギー消費に相当するため，1 メッツ当たりのエネルギー消費量は 1.0（kcal/kg/時）となる．メッツ＝1.0 kcal/kg/時

DIT
diet induced thermo genesis.

SDA
specific dynamic action.

●表4-2● 身体活動の分類例

身体活動の分類 （メッツ値*の範囲）	身体活動の例
睡眠（0.9）	睡眠
座位または立位の静的な活動（1.0～1.9）	テレビ・読書・電話・会話など（座位または立位），食事，運転，デスクワーク，縫物，入浴（座位），動物の世話（座位，軽度）
ゆっくりした歩行や家事など低強度の活動（2.0～2.9）	ゆっくりした歩行，身支度，炊事，洗濯，料理や食材の準備，片付け（歩行），植物への水やり，軽い掃除，コピー，ストレッチング，ヨガ，キャッチボール，ギター，ピアノなどの楽器演奏
長時間持続可能な運動・労働など中強度の活動（普通歩行を含む）（3.0～5.9）	ふつう歩行～速歩，床掃除，荷造り，自転車（ふつうの速さ），大工仕事，車の荷物の積み下ろし，苗木の植栽，階段を下りる，子どもと遊ぶ，動物の世話（歩く/走る，ややきつい），ギター：ロック（立位），体操，バレーボール，ボーリング，バドミントン
頻繁に休みが必要な運動・労働など高強度の活動（6.0以上）	家財道具の移動・運搬，雪かき，階段を上る，山登り，エアロビクス，ランニング，テニス，サッカー，水泳，縄跳び，スキー，スケート，柔道，空手

* メッツ値（metabolic equivalent，MET：単数形，METs：複数形）は，Ainsworth, et al.による．
　いずれの身体活動でも活動実施中における平均値に基づき，休憩・中断中は除く．

	低い（Ⅰ）	ふつう（Ⅱ）	高い（Ⅲ）
身体活動レベル[*1]	1.50 (1.40〜1.60)	1.75 (1.60〜1.90)	2.00 (1.90〜2.20)
日常生活の内容[*2]	生活の大部分が座位で，静的な活動が中心の場合	座位中心の仕事だが，職場内での移動や立位での作業・接客等，あるいは通勤・買い物・家事，軽いスポーツ等のいずれかを含む場合	移動や立位の多い仕事への従事者，あるいは，スポーツ等余暇における活発な運動週間を持っている場合
中程度の運動（3.0〜5.9メッツ）の身体活動の1日あたりの合計時間（時間/日）[*3]	1.65	2.06	2.53
仕事での1日あたりの合計歩行時間（時間/日）[*3]	0.25	0.54	1.00

＊1 代表値．（ ）内はおよその範囲．
＊2 Black, et al., Ishikawa Takata, et al.を参考に，身体活動レベル（PAL）に及ぼす職業の影響が大きいことを考慮して作成．
＊3 Ishikawa-Takata, et al.

食事誘発性熱産生によるエネルギー消費は，食事を見る，匂いを嗅ぐ，味わうなどにより分泌された**アドレナリン**が作用する交感神経系の興奮によるエネルギー消費と，消化・吸収に要するエネルギー消費の2つから構成されており，基礎代謝と連動する．

たんぱく質のみを摂取した際には摂取エネルギーの約30%，糖質のみでは約6%，脂質のみでは約4%である．通常の食事は混合物であるため，摂取エネルギーの約10%程度とされている．しかし，例えば朝食を欠食した反動で，昼食時に2食分のエネルギーを摂取しても，2食分のDITとはならず，通常は少なくなるため，いわゆるまとめ食いは肥満の要因となりやすい．

食事誘発性熱産生を高める要因を以下に示す．

①温かい食事，②楽しい雰囲気で美味しくとる食事，③咀嚼などの感覚刺激や，カプサイシンなどの香辛料，カフェインによる刺激．

4.4 臓器別エネルギー代謝

安静時における1日のエネルギー消費量を主な臓器と組織別にみると，生体の中枢である脳は全消費エネルギー量の1/5を占めている．肝臓や骨格筋で消費されるエネルギー量もほぼ同量であるが，臓器重量1kg当たりでみると筋肉は重量が大きく影響していることがわかる．一方，比較的小さい心臓や腎臓をみると，重量あたりのエネルギー消費量は肝臓や脳の約2倍量である．また，これら4つの臓器は絶え間なく働くことで，生命が維持されていることがわかる（表4-4）．

1）筋肉（骨格筋）

骨格筋の機能は収縮と弛緩に特化しており，運動時には代謝量が飛躍的に増大する．骨格筋の収縮初期では，細胞内にごくわずかに備蓄しているATPおよび**クレアチンリン酸**を分解して数秒間のエネルギーを産生する．さらなる収縮の継続には，**骨格筋のグリコーゲンを分解**しつつ，運動時に分泌されるアドレナリンが肝臓（血

アドレナリン
エピネフリンともいう．副腎髄質，アドレナリン作動性ニューロンで合成される．ホルモンとしても，また神経伝達物質としても作用する．

クレアチンリン酸
高エネルギーリン酸結合をもつ化合物．脊椎動物のあらゆる骨格筋に存在する．クレアチニンとなり尿中に排泄される．尿中クレアチニン排泄量は筋肉量に比例し，24時間の排泄量はほぼ一定である．

●表4-4● 全身および主な臓器・組織のエネルギー代謝

臓器	重量（kg）	エネルギー代謝量		
		（kcal/kg/日）	（kcal/日）	比率（%）
全身	70	24	1700	100
骨格筋	28.0	13	370	22
脂肪組織	15.0	4.5	70	4
肝臓	1.8	200	360	21
脳	1.4	240	340	20
心臓	0.33	440	145	9
腎臓	0.31	440	137	8
その他	23.16	12	277	16

（体重70kg, 体脂肪率約20%の男性を想定）Gallagher, D. *et al*（1988）より引用

> **骨格筋のグリコーゲン**
> 成人の総量では300 g 前後と肝臓の約3倍量のグリコーゲンを蓄えることができる．トレーニングにより増加すると，持久力も向上する．

> **アミノ酸プール**
> p.57 参照．

> **糖質コルチコイド**
> グルココルチコイドともいう．副腎が合成するステロイドホルモンのうち，糖新生を促進したり炎症を抑えたりする作用が強いコルチゾール，コルチコステロンなどの総称．

> **糖原性アミノ酸**
> エネルギー源となる際にピルビン酸やクエン酸回路の中間体となるアミノ酸で，生理状況により糖新生の基質となり得る

> **グリコーゲン**
> グルコースを構成糖とする動物の貯蔵多糖．血糖を材料として，インスリンの刺激により肝臓および筋肉で合成される．

> **ATP-CP 系**
> ATP-クレアチンリン酸系．ATP-CrP 系，ATP-PCr系とも書く．

糖）や体脂肪（遊離脂肪酸）に作用し，筋肉にエネルギー源を供給する（表4-5）．

運動強度がさらに強くなり，有酸素運動レベルの上限に近づくと糖質（血糖およびグリコーゲン）の燃焼割合が大きくなり始め，乳酸産生量が急激に増加し，やがて脂肪を燃焼できなくなる．結果的に，糖質によるエネルギー供給が間に合わずに疲労困憊に至る．

激しい収縮により筋たんぱく質が崩壊すると，アミノ酸が遊離する．この遊離アミノ酸（主として分岐鎖アミノ酸）は骨格筋のエネルギー源となるだけでなくアミノ酸プールの一部にもなり，運動後の筋たんぱく質再生の材料にもなる．また，肝臓のグリコーゲンが不足した非常事態では，**糖質コルチコイド**の刺激により筋たんぱく質が分解される．筋から放出されたアラニンを始めとする**糖原性アミノ酸**が，肝臓で血糖に変換される（図 4-7）．

2）肝　臓

肝臓には絶えず血糖値を適正範囲に維持する役割があるため，食後に門脈血中の豊富なグルコースが流入すると，**グリコーゲン**を合成して備蓄する．一方，食間期にはグリコーゲンを分解し，グルコースとして放出する．絶食や飢餓，あるいは極端な糖質制限時には，肝臓中のグリコーゲンが枯渇する．このときには，糖質コルチコイドなどの働きにより，主として筋たんぱく質に由来する糖原性アミノ酸を基質にした糖新生が行われる．

糖新生に必要なエネルギーは，脂肪酸の β 酸化により調達される．飢餓時や糖尿病患者では糖新生が活発であり，ケトン体が発生しやすい．肝臓はケトン体を利用できないが，他の組織は利用できる．中でも脳や骨格筋にとっては重要なエネルギー源となる（図 4-8）．

●表4-5● 競技種目および運動時間とエネルギー供給機構との関係

段階	運動時間	エネルギー供給機構	スポーツの種類（例）
1	30 秒以下	非乳酸性機構 （ATP-CP 系）	砲丸投げ, 100 m 走, アメリカンフットボールのランニングプレー
2	30 秒～ 1 分 30 秒	非乳酸性機構＋ 乳酸性機構（解糖系）	200 m 走, 400 m 走, スピードスケートの500 m, 1,000 m, 100 m 競泳
3	1 分 30 秒 ～3 分	乳酸性機構＋ 有酸素性機構（酸化型）	800 m 走, 器械体操, ボクシングの1ラウンド
4	3 分以上	有酸素性機構	1,500 m 競泳, スピードスケートの10,000 m, クロスカントリースキー, マラソン

（フォックス, 1979 を一部改変）

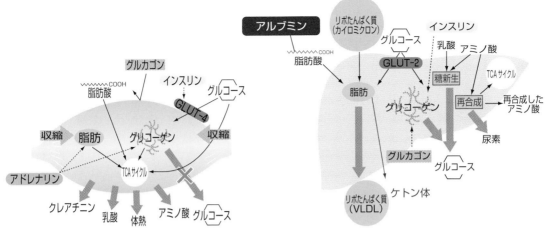

●図4-7● 筋におけるエネルギー代謝の概略図　　●図4-8● 肝臓におけるエネルギー代謝の概略

3) 脂肪組織

　脂肪組織は，体内では主に皮下や内臓周囲に存在し，脂肪細胞で構成された疎水性結合組織である．主な役割はエネルギーを貯えることであるが，皮下では，外界の温度変化から断熱して体温を保ち，内臓周囲では，衝撃を吸収することで重要な器官を保護している．ホルモンの内分泌器官として**TNF-α**，**レプチン**，**レジスチン**，**アディポネクチン**などの産生に関与している．

　成人の脂肪細胞数は約185億個で，ヒトの身体を構成する細胞数（約37兆個）の約0.5％程度であり，通常の成人の体脂肪率は20％前後である．一方，通常レベルの肥満者では脂肪細胞数がおよそ250〜370億個まで増加し，体脂肪率は30〜40％にまで達する．

　脂肪細胞は細胞質内に脂肪滴（図4-9）を有する細胞であり，**白色脂肪細胞**（単胞性脂肪細胞）と**褐色脂肪細胞**（多胞性脂肪細胞），さらに白色脂肪細胞が変化したベージュ細胞がある（図4-10）．

　日々の生活で消費しきれなかったエネルギーは中性脂肪に変換されて，大型の**脂肪滴**として白色脂肪細胞内に蓄積される．

　体内の余剰エネルギーを蓄える白色脂肪細胞が増えやすい時期は，胎児の時期，生後1年間，思春期の3期間で，それ以外の時期では主に細胞の肥大化により中性脂肪を蓄えている．普通体重の成人の脂肪細胞の直径は70〜90 μmで，肥大化により130〜140 μmまで膨張（中性脂肪含量は平均1.2 μgが限界）させて溜め込む．成人期以降であっても，過食が続けば幹細胞から脂肪細胞に分化・増殖するため，際限なく体脂肪が溜め込まれる．

　白色脂肪組織の重量は，成人男性70 kgの場合約15 kgで約130,000 kcalのエネルギーを中性脂肪として蓄えることができる．また，脂肪を蓄えるだけではなく，エネルギーが必要になった場合，脂肪を遊離脂肪酸とグリセロールに分解して全身に供給する．摂食時にはエネルギー貯蔵（脂肪合成），空腹時にはエネルギー放出（脂肪分解）として働く．また，多彩な生理活性物質（**アディポカイン**）を分泌し，エネルギー代謝調節を行っている（図4-11）．

TNF-α
tumor necrosis factor-α（抗腫瘍壊死因子）．

レプチン
食欲抑制因子．

レジスチン
血糖上昇作用因子．

アディポネクチン
血圧低下因子．

白色脂肪細胞
脂肪組織で脂肪を蓄える細胞．重量の90％以上が中性脂肪である．TNF-α，レプチン，レジスチン，アディポネクチンなどのアディポカインを分泌することから，代謝調節の重要な組織としても注目されている．

褐色脂肪細胞
肉眼的に褐色を呈する熱産生が活発な脂肪細胞で，新生児や寒冷地に住む動物の肩甲骨下部や腋窩，腎臓，副腎周囲などに存在する．

脂肪滴
細胞内に丸く局在する脂肪で，その表面はリン脂質（一重層）の親水性の頭部が配列されている．

35

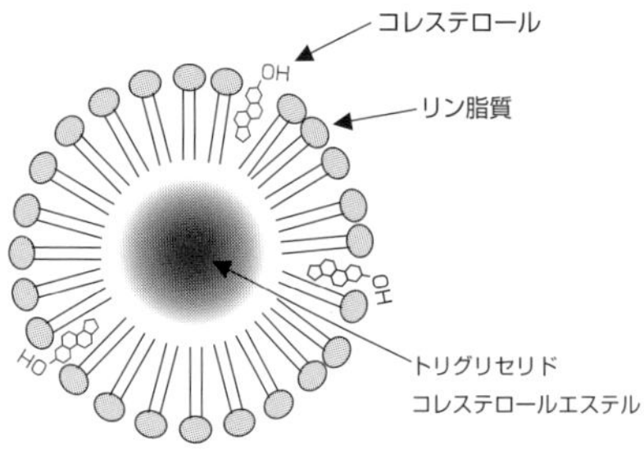

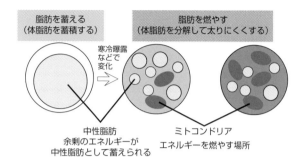

白色脂肪細胞
皮下，内臓周辺に存在
異所性脂肪としても存在する

ベージュ脂肪細胞
皮下に存在

褐色脂肪細胞
大人では，首，鎖骨，肩，脇の下，背骨周辺に存在

脂肪を蓄える
（体脂肪を蓄積する）

寒冷曝露
などで
変化

脂肪を燃やす
（体脂肪を分解して太りにくくする）

中性脂肪
余剰のエネルギーが
中性脂肪として蓄えられる

ミトコンドリア
エネルギーを燃やす場所

コレステロール

リン脂質

トリグリセリド
コレステロールエステル

●図4-9● 脂肪滴の模式図

●図4-10● 3色の脂肪細胞の特徴と機能

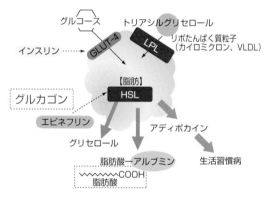

グルコース

インスリン

トリアシルグリセロール

リポたんぱく質粒子
（カイロミクロン，VLDL）

GLUT-4

LPL

【脂肪】

HSL

グルカゴン

エピネフリン

グリセロール

アディポカイン

生活習慣病

脂肪酸－アルブミン
COOH
脂肪酸

●図4-11● 白色脂肪細胞における
脂肪蓄積と脂肪動員

アディポカイン
アディポサイトカインともいう．脂肪細胞が産生する生理活性物質の総称．

ミトコンドリア
脂質二重層でできた外膜と内膜を有し，膜には様々なたんぱく質が存在する．ミトコンドリアでは，高エネルギーの電子と酸素分子を利用して，ATPを合成する．

ベージュ脂肪細胞
ブライト脂肪細胞ともいう．褐色脂肪細胞同様に熱を産生しエネルギーを消費する．生後長期の寒冷刺激で白色脂肪組織内で誘導される．

　一方，褐色脂肪組織の主な役割は体温維持で，新生児は褐色脂肪組織が豊富に存在しており，出生時に急激な寒冷曝露に対して体温の低下を防いでいる．褐色脂肪細胞は成長に伴い減少する．最近，皮下に**ベージュ脂肪細胞**の存在が明らかとなり，褐色脂肪組織同様の働きがあると考えられている．ベージュ脂肪細胞は白色脂肪細胞が寒冷曝露などを受け，発現する遺伝子が変化することで生じる．ベージュ細胞の分化・増殖による熱産生機能の増幅による抗肥満効果も示されており，新しい肥満治療への応用が期待されている（図4-10）．

4) 脳

　脳は精神機能という高次機能を営み，さらに中枢神経の一部として様々な情報を伝達し，全身（各臓器）を統括している．脳の神経細胞数はおよそ140億と考えられており，脳は6歳までに8割程度，18～19歳でほぼ完成する．脳の重量は20～40歳で最も重く（体重の2%ほどで1.2～1.6 kg），60歳位から減少する傾向を示す．成人の脳は性別，身長，体重に関係なく，また，活動時・安静時や昼夜の別なくほぼ一定の速さでグルコースを燃焼しており，その総量は75 g/日程度とされている．

　脳には，ウイルスなどの侵入を防ぐためのゲートキーパーである血液-脳関門が

あるため，これを通過できない脂肪酸をエネルギー源にできない．加えて，肝臓や筋肉と異なりグリコーゲンを貯蔵できない．したがって，脳の活動を維持するためには血糖値を適正に維持する必要がある．飢餓状態や，糖質の摂取を極端に制限すると，肝臓で糖新生が活性化される．

肝臓では，糖新生の増加に伴い脂肪酸から**ケトン体**も生成され血中に放出される．ケトン体は血液 - 脳関門を通過できるため，飢餓の延長に伴い血糖の代替エネルギーとして重要度を増していく（図4-12）．

ケトン体
脂肪合成や脂肪分解の過程で発生する中間代謝産物．糖質制限，絶食などでグルコースが利用できないときのエネルギー源となるが，血中に増加するとケトーシス（吐き気や嘔吐，腹痛など）を呈する．

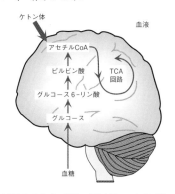

●図4-12● 脳におけるエネルギー
代謝の概略

4.5 ・・・・・・ エネルギー代謝の測定法

エネルギー消費量を測定する方法は，**直接測定法**と**間接測定法**とに大別される（表4-6）．

●表4-6● エネルギー代謝の測定法

直接測定法	代謝ユニット（24時間代謝測定室；ヒューマンカロリメーター）に入って生活活動をする．産熱量＝（水温上昇度）×（水量）×（水の比熱）＋（蒸散量）×（水の潜熱）±（体温変化）×（体重）×（ヒトの比熱）	
間接測定法	①呼気ガス分析	呼気ガスを採取して酸素と炭酸ガスの濃度を測定し，大気中の酸素，炭酸ガスとの濃度の差からエネルギー消費量を算出する．活動中のエネルギー代謝の動態をリアルタイムに測定可能である．
	②加速度法	加速度センサーを搭載した携帯型装置を腰部に装着する．センサーが運動強度と継続時間を判別して日常のエネルギー消費量を算出する．
	③間接法のヒューマンカロリーメーター	部屋と室内の酸素や炭酸ガスの濃度や容積を測定する装置を備えた施設
	④二重標識水（DWL）法	二重標識水を投与し，体内での標識元素の反応の違いから二酸化炭素生成量を計算し，エネルギー消費量を求める．
	⑤タイムスタディ法（行動時間調査法）	1日の生活活動を記録し，活動ごとの身体活動強度（メッツ値）と活動時間からエネルギー消費量を算出する．

1）直接法と間接法

直接エネルギー測定法は，食品に用いる爆発熱量計（図4-2）と同様の原理である．完全密閉，遮断した銅製の居室である代謝ユニットの中で被験者が生活し，放熱量を物理的に測定する方法である．ユニットの周囲では水を循環させ，水温や体温の変化などから発生熱量を測定する．この方法は正確であり，理論的にも重要で

あるが，装置は高価であり，測定には高度な技術も必要であるため一般的ではない．また，短時間の激しい活動には適さない．

間接法は，体内に吸収された O_2 のほとんどが呼吸鎖での ATP 生成に使われることを原理としている．

2) 呼気ガス分析

呼気ガス分析法は専用のマスクを装着し，**ダグラスバッグ**に呼気を溜め，ガス分析機およびガスメーターを用いてその濃度および体積を計測する（図 4-13）．

加速度法は歩数や加速度の大きさと酸素消費量が比例することを利用した測定方法であり，活動量を相対的に評価するには有効である．スマートフォン等のアプリにも利用されている．

24 時間あるいはそれ以上の期間中のエネルギー消費量を正確に測定する場合には，間接法のヒューマンカロリーメーターや二重標識水法が用いられる．ヒューマンカロリーメーターは，生活の場所が室内に限定されるため，必ずしも個人の生活実態を反映しているとはいえない．

食事摂取基準（2020 年版）では，推定エネルギー必要量を算定する際のエネルギー消費量を二重標識水法（double labeled water：DLW）で求めている．

二重標識水法は，一定量の二重標識水（^2H_2O，$H_2^{18}O$）を摂取して体内で均一濃度に達した後，1～2 週間かけて排出される尿を複数回にわたり採取する．尿中に排泄される**重酸素**と**重水素**の濃度比の変化量は $C^{18}O_2$ 排泄量を反映するためエネルギー消費量を算出できるが，施設やコスト面からも一般的とはいいがたく，日常の栄養指導，運動指導の現場での利用には不向きである（図 4-14）．

3）呼吸商と非たんぱく質呼吸商

エネルギー消費量はエネルギー産生栄養素を代謝した結果の総量であり，各栄養素の燃焼割合を知るには，呼吸商（respiratory quotient：RQ）を算出する．呼吸商とは，ある時間において生体内で栄養素が酸化されて，ATP に変換されるまでに消費する酸素（O_2）量と排出した二酸化炭素（CO_2）量の体積比のことである．

各エネルギー産生栄養素単独の理論的な呼吸商は以下のように算出され，それぞれ糖質 1.0，脂肪 0.7，たんぱく質 0.8 となる．

グルコース：$C_6H_{12}O_6 + 6O_2 \rightarrow 6CO_2 + 6H_2O$　　　　　呼吸商 $= 6CO_2/6O_2 = 1.0$

パルミチン酸：$C_{16}H_{32}O_2 + 23O_2 \rightarrow 16CO_2 + 16H_2O$　　呼吸商 $= 16CO_2/23O_2 \fallingdotseq 0.7$

アルブミン：$C_{72}H_{112}N_2O_{22}S + 77O_2 \rightarrow 63CO_2 + 38H_2O + SO_3 + 9CO(NH_2)_2$

　　　　　　　　　　　　　　　　呼吸商 $= 63CO_2/77O_2 \fallingdotseq 0.8$

非たんぱく質呼吸商（NPRQ）（表 4-7）とは，糖質と脂肪だけによる呼吸商である．具体的には呼吸商の算出に用いる O_2 と CO_2 から，たんぱく質の燃焼に由来する O_2 と CO_2 を差し引いて計算した結果である．

たんぱく質がエネルギー源となる際には必ず N を含んだ分解産物が尿中に排泄される．したがって，尿中 N 排泄量を測定し，その値に**窒素たんぱく質換算係数**

ダグラスバッグ
体の生産する熱量を呼吸試験によって測定する間接法を行う際に，呼気を集めるための気密な袋．ダグラスバッグ方式：酸素摂取量の測定法の基本としてダグラスバック方式がある．連結管を通して呼気ガスをダグラスバッグに導く．呼気をすべて採取して計量ならびに分析に用いる．最近では呼気を連続的に分析可能な装置が開発されている．

重酸素
酸素原子は原子番号が 16（全酸素原子中の約 99.76％）であるが，17 や 18 も存在している．17 は約 0.04％，18 は約 0.2％ で 17 や 18 を重酸素という．

重水素
水素原子は原子番号が 1 で最も軽い原子であるが，原子番号が同じで質量数が 2 倍と 3 倍の水素がある．約 2 倍の質量をもつ水素を重水素という．

窒素たんぱく質換算係数
たんぱく質は高分子のため定量するには，その中に含まれる窒素を測定して換算する．一般にたんぱく質は，窒素を 16％ 含むので，窒素の量に 6.25（100/16）を乗じるとたんぱく質の量となる．

（6.25）を乗じると酸化されたたんぱく質の概算値を算出できる．また，1 g の N が尿中に排泄されるには 5.923 L の O_2 を消費し，4.754 L の CO_2 と 26.56 kcal のエネルギーを産生するので，尿中窒素排泄量が A g であるとき，以下のように非たんぱく質呼吸商を算出する．

$$非たんぱく質呼吸商 = \frac{CO_2 - 4.754 \times A}{O_2 - 5.923 \times A}$$

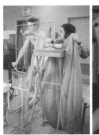
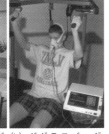

（a）ダグラスバッグを用いた方式　（b）ダグラスバッグ方式をもとにした連続分析

●図4-13● ダグラスバッグ方式

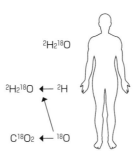
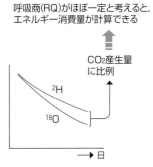

呼吸商（RQ）がほぼ一定と考えると，エネルギー消費量が計算できる

CO_2 産生量に比例

$^2H_2^{18}O$

$^2H_2^{18}O \leftarrow ^2H$

$C^{18}O_2 \leftarrow ^{18}O$

^2H

^{18}O

→ 日

$H_2O + CO_2 \rightleftharpoons HCO_3^- + H^+$

投下した $^2H_2^{18}O$ は，体内のプール内に入り，その後，水（代謝水）と炭酸ガス（CO_2）として排泄される

●図4-14● 二重標識水法の原理

●表4-7● 非たんぱく質呼吸商と糖，脂肪の燃焼比および発熱量

NPRQ	酸素1Lに対する発生熱量（kcal）	発生熱量に関与する割合（%）		NPRQ	酸素1Lに対する発生熱量（kcal）	発生熱量に関与する割合（%）	
		糖	脂肪			糖	脂肪
0.707	4.686	0	100	0.86	4.875	54.1	45.9
0.71	4.69	1.1	98.9	0.87	4.887	57.5	42.5
0.72	4.702	4.76	95.2	0.88	4.899	60.8	39.2
0.73	4.714	8.4	91.6	0.89	4.911	64.2	35.8
0.74	4.727	12	88	0.90	4.924	67.5	32.5
0.75	4.739	15.6	84.4	0.91	4.936	70.8	29.2
0.76	4.751	19.2	80.8	0.92	4.948	74.1	25.9
0.77	4.764	22.8	77.2	0.93	4.961	77.4	22.6
0.78	4.776	26.3	73.7	0.94	4.973	80.7	19.3
0.79	4.788	29.9	70.1	0.95	4.985	84	16
0.80	4.801	33.4	66.6	0.96	4.998	87.2	12.8
0.81	4.813	36.9	63.1	0.97	5.01	90.4	9.58
0.82	4.825	40.3	59.7	0.98	5.022	93.6	6.37
0.83	4.838	43.8	56.2	0.99	5.034	96.8	3.18
0.84	4.85	47.2	52.8	1.00	5.047	100	0
0.85	4.862	50.7	49.3				

ツンツ・シュンブルグ・ラスクによる．

II

栄養素の代謝と役割

　人体は，水，たんぱく質，脂質，ミネラル，炭水化物で構成されており，半分以上が水（細胞内液・外液）で，水は体内の代謝を円滑に行う役目を果たしている．これらの物質は，食品に含まれ，食べ物を摂取して消化吸収することでそれぞれの栄養素の機能が体内で発揮され，人は円滑な日常生活を送ることができる．

　日常生活に必要なエネルギーは，たんぱく質，炭水化物（糖質），脂質の代謝から得られ，ビタミンやミネラルは，これらの栄養素がエネルギーに変わるときに重要な役割を担っている．また，人体の健康の保持・増進に関わっている物質としては，食物繊維，生理活性物質などもある．

　日常の生活活動に使われるエネルギーは主として3回の食事で摂取する炭水化物から得ていることが多い．たんぱく質は一定の速度で分解と合成が行われ，身体の動的平衡を維持している．脂質は主に体内の貯蔵エネルギーとして，中性脂肪（トリグリセリド）として存在しており，ミネラルは，骨や歯の構成成分，血液中の恒常性の維持をしている．

　ここでは，これらの栄養素の種類，体内での代謝や役割について学習する．栄養素の不足や過剰が，人体にどのような影響を及ぼすか，また，栄養素相互の関係についての知識を得ることは，疾病を予防し，健康の保持・増進をはかるうえで重要であることを学ぶ．

● オリゴ糖
単糖が数個グリコシド結合した三糖以上で十糖程度までの糖.

● でんぷん
グルコースが多数縮合した植物性の貯蔵多糖類.

● グリコーゲン
グルコースが多数縮合した動物性の貯蔵多糖類.

　人は，日常的に必要なエネルギー量の半分以上を，穀類，イモ類，砂糖などの主成分である炭水化物から摂取している．炭水化物は，単糖類（グルコース，フルクトース，ガラクトースなど），二糖類（スクロース，ラクトース，マルトースなど），少糖類（オリゴ糖），多糖類（でんぷん，グリコーゲンなど）に大別でき，摂取した炭水化物は，消化酵素の作用によって加水分解され，単糖類の状態で小腸から体内に吸収される．吸収された糖の大部分は各細胞内で代謝されて 1 g 当たり 4 kcal のエネルギー源となり，一部は糖脂質，糖たんぱく質などの複合糖質や誘導体となって細胞膜などの構成成分となる（表5-1）．

　炭水化物はエネルギーを産生する易消化性（＝糖質）とそれ以外の難消化性（≒食物繊維）とに分類される．ただし糖質を炭水化物と同じ意味で使う場合がある．

●表5-1● 炭水化物の特徴

単糖類	グルコース（ブドウ糖）	生物が活動するためのエネルギー源となる糖．食後血液中に一定量存在する（血糖）．
	フルクトース（果糖）	ハチミツや果実類に多く含まれる．体内でグルコースに変換され，TG の合成に利用される．
	ガラクトース（脳糖）	脳や神経組織などにある糖脂質の重要な構成成分．寒天にも含まれ，天然では遊離の形では存在しない．
二糖類	スクロース（ショ糖）	砂糖の主成分．グルコースとフルクトース各 1 分子がエステル結合したもので，他の二糖類と異なり還元性をもたない．
	ラクトース（乳糖）	牛乳などに多く含まれる．グルコースとガラクトース各 1 分子がエステル結合したもの．
	マルトース（麦芽糖）	水飴の主成分．グルコース 2 分子がエステル結合したもの．
多糖類	でんぷん	グルコースが多数縮合した植物性の貯蔵多糖類で，直鎖状のアミロースと，分枝状のアミロペクチンがある．
	グリコーゲン	グルコースが多数縮合した動物性の貯蔵多糖類で，肝臓と筋肉に多く含まれる．

CH₂OH　　C₆H₁₂O₆

β-D-グルコース
（フラノース・六員環型）

C₆H₁₂O₆

β-D-フルクトース
（ピラノース・五員環型）

CH₂OH　　C₆H₁₂O₆

β-D-ガラクトース
（フラノース・六員環型）

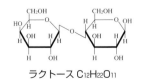

スクロース C₁₂H₂₂O₁₁

ラクトース C₁₂H₂₂O₁₁

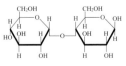

マルトース C₁₂H₂₂O₁₁

アデノシン三リン酸
（ATP）
p.28 参照.

糖質の体内代謝には，食べ物からエネルギーを生み出す主な経路としてグルコースを分解し**アデノシン三リン酸（ATP）**とピルビン酸を生成する（1）解糖系，それに続く（2）TCAサイクル（クエン酸回路），遺伝情報にかかわる**ヘキソース**を

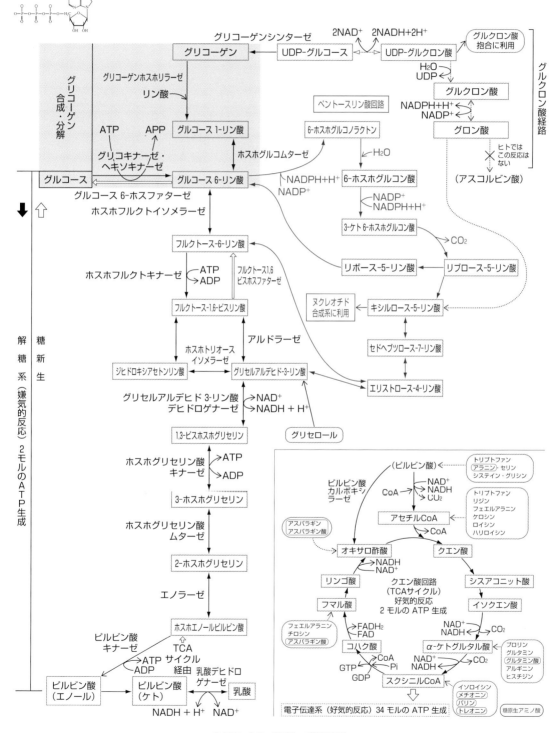

●図5-1● 糖質の代謝経路

ヘキソース

炭素数が6個の糖で六角形または五角形の構造．グルコース，フルクトース，ガラクトースなどで互いに異性体．

ペントース

炭素数が5個の糖で．五角形の構造．リボースなど．

ニコチンアミドアデニンジヌクレオチドリン酸（NADP⁺，NADPH）

nicotinamide adenine dinucleotide phosphate，解糖系の電子伝達体で脱水素酵素の補酵素．

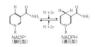

細胞質基質

細胞質から細胞内小器官を除いた部分で，核酸や酵素などを含んでいる部分

アセチル CoA（アセチルコーエー）

生体内で糖質・脂質・アミノ酸の代謝や脂肪酸の合成に関与する．アセチル補酵素Aともいう．

マトリックス

ミトコンドリアは外膜と内膜との脂質膜に囲まれており，内膜に囲まれた内側をマトリックス，内膜と外膜に挟まれた空間を膜間腔という．

電子伝達系

生物が好気呼吸を行うときに起こす複数の代謝系の最終段階の反応系である．

ペントースに転換して還元型のニコチンアミドアデニンジヌクレオチドリン酸（NADPH）を再生する（3）**ペントースリン酸回路**，体内の有害物質の排泄にかかわる（4）ウロン酸回路，余剰のグルコースをグリコーゲンにして貯蔵し，空腹時にエネルギーが必要なときにグリコーゲンをグルコースにする（5）グリコーゲン合成・分解，さらにグルコースを生合成する（6）糖新生などの経路がある．これらの代謝には多くの酵素がかかわっている（図5-1）．

1）代謝経路

（1）解糖系

解糖系は，あらゆる細胞内で行われ，グルコースをピルビン酸や乳酸にまで分解する代謝経路で，ATPを生成する．代謝に関連する酵素はすべて**細胞質基質**に存在する．ピルビン酸は激しい運動（無酸素性運動）時など酸素が十分供給されない嫌気的条件下では乳酸となり蓄積されるが，持続的な運動（有酸素性運動）時など酸素が十分な好気的条件下では**アセチル CoA** になり，TCAサイクルに入る．単糖類はそれぞれ解糖系で代謝される．高等動物の赤血球は成熟の過程でミトコンドリアを失うため，必要なすべてのエネルギーは解糖系から得ている．

①グルコース；ヘキソキナーゼ（グルコキナーゼ）でグルコース -6- リン酸（G6-P）となる

②フルクトース；フルクトキナーゼでフルクトース -1- リン酸（F1-P）さらに別の各酵素でジヒドロキシアセトンリン酸（DHAP）またはアルデヒド -3- リン酸となる

③ガラクトース；ガラクトキナーゼでガラクトース -1- リン酸（Gal-1-P）となりさらに別の酵素でグルコース -1- リン酸（G1-P）となる

（2）TCA サイクル（クエン酸回路）

好気呼吸におけるミトコンドリアの**マトリックス**で行われる9段階からなる環状の代謝経路で糖質に限らず，脂質やたんぱく質も酸化分解し，最終的には水と二酸化炭素を生成する．解糖系で生成されたピルビン酸は好気的条件下では，アセチルCoAに変換され，続いてクエン酸シンターゼがアセチルCoAとオキサロ酢酸を縮合させてクエン酸を生成し，TCAサイクルが始まる．クエン酸は，8つの中間代謝産物を経て再度，クエン酸になるのでサイクルという．

TCAサイクルは，核・ミトコンドリアをもたない赤血球を除いて多くの細胞でみられ，生成したNADH+H⁺，FADH₂の水素は，ミトコンドリアのマトリックスで電子と水素イオンに分かれる．電子がミトコンドリア内膜にある**電子伝達系**を通る間に，水素イオンがマトリックスから内膜と外膜の間に運ばれ，水素イオンの濃度勾配が生じる．水素イオンの濃度勾配を利用し，酸化的リン酸化が起こることで，ATPが生成する．酸化的リン酸化により，脳や筋肉ではグルコース1分子から36分子のATPが，肝臓，腎臓，心臓では38分子のATPが生成される．脳は，1日に10 kg（＝10000 g）のATP（体全体で合成されるATP量の約20%）を消費するが，大脳中には，約1 gのATPしか存在しない．1日に1万回，分解と再合成が繰り返されていることになる．

（3）ペントースリン酸経路（五炭糖リン酸回路）

解糖系のG6-Pから分岐する経路で，ATP生成を伴わないグルコースの分解過

程で，細胞質基質で行われる．この経路では中間代謝産物として脂肪酸およびコレステロールの生成に関与する $NADPH+H^+$ と核酸（DNA，RNA）などの構成要素となる五炭糖の**リボース -5- リン酸**が生成され，最終的にはグリセルアルデヒド -3- リン酸やフルクトース -6- リン酸（F6-P）が生成して解糖系に合流する．

（4）ウロン酸回路

グルコースからグリコーゲン合成の中間産物にもなる UDP（uridine 5'-diphosphate)-グルコース，UDP- グルクロン酸を経由してグルクロン酸を合成する経路で肝細胞において行われる．グルクロン酸はグロン酸となりペントースリン酸経路を経由して解糖系に合流する．また，補酵素として働く UDP- グルクロン酸は脂溶性の異物にグルクロン酸を転移，結合することで水溶性が上昇したグルクロン酸**抱合体**をつくり，尿や胆汁の成分として体外へ排泄させる．**解毒反応**に関わる．

多くの動物では，グロン酸からアスコルビン酸（ビタミン C）を生合成できるが，ヒト，サル，モルモット，ゾウではグロン酸からの合成酵素（GLO：グロノ -γ-ラクトン酸化酵素）が欠損し，生合成できず食事によりアスコルビン酸を摂取する必要がある．

（5）グリコーゲン合成・分解

グリコーゲンは脳や赤血球を除いた細胞内に含まれて，肝細胞ではグルコースに分解され血糖値維持のために消費される．筋肉では分解してもグルコースにはならず，運動の際のエネルギー源として利用される．

合成は，①グルコースが G6-P となる，② G1-P になる，③ UDP グルコースになる，④Aグリコーゲンシンセターゼにより α-1,4 結合を形成する，④B分枝酵素により α-1,6 結合（枝分かれ）が形成する

分解は，⑤Aグリコーゲンホスホリラーゼで α-1,4 結合を切断する，⑤Bでは α-1,6 結合を切断すると G1-P となり，ホスホグルコムターゼで G6-P となる，⑥ G6-P ホスファターゼでグルコースとなる（図 5-2）．

リボース -5- リン酸
ribose-5-phosphate（R5-P）は，ペントースリン酸経路でつくられる中間体の 1 つ．リボース -5- リン酸イソメラーゼによってリブロース -5- リン酸からつくられ，ヌクレオチドや核酸の合成に必要となる物質．

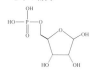

解毒反応
薬，毒物などの生体外物質（異物）を分解あるいは排出するための代謝反応の総称．

抱合体
脂溶性の高い化合物に，水溶性の高い小さな分子を結合させ尿へ排泄しやすくする反応を，抱合という．抱合により生成した代謝物を抱合体という．

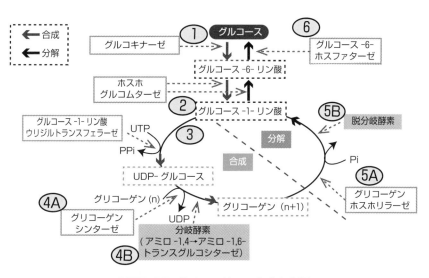

●図5-2● グリコーゲンの合成と分解

グリコーゲンシンターゼは高血糖時にインスリンにより活性化される（血糖値が低下する）のに対し，グリコーゲンホスホリラーゼはアドレナリン，グルカゴンなどにより活性化される（血糖値が上昇する）.

肝臓や腎臓で生成されたグルコースは血糖値の維持に利用されるが，筋肉ではG6-Pホスファターゼが存在しないのでグルコースが生成できないため，解糖系に供給してエネルギー産生に利用される.

(6) 糖新生

グルコースを糖質以外の栄養素から生成することを糖新生という．絶食時では，始めに肝臓のグリコーゲンがエネルギー源として利用されるが，1日で枯渇するため，筋肉のたんぱく質から分解されたアミノ酸（糖原生アミノ酸）や脂肪細胞のトリグリセリド（TG）から分解されたグリセロールから，グルコースを生成する必要がある．また，激しい運動などで生じた疲労物質の乳酸をグルコースに再生（コリ回路 p.52 参照）する必要もある（図5-3a，b，c）.

肝臓や腎臓以外の臓器には糖新生に必要なG6-Pホスファターゼが存在しないので糖新生のほとんどは肝臓で行われる（肝臓75%，腎臓25%）．糖新生には大量のATPが消費される.

糖新生の経路はそのほとんどが解糖系を逆行する反応であるが，3カ所だけ解糖系でのみ働く不可逆的（一方通行）な酵素反応があり，そこでは糖新生のために独自の酵素が働いて反応が進行する（表5-2）.

糖原生アミノ酸
糖新生系によりグルコースに変換されるアミノ酸で，アラニン，アスパラギン酸，メチオニン，スレオニン，バリン，グルタミン酸など.

トリグリセリド（TG）
p.68 参照.

グリセロール
グリセリンともいう．中性脂肪の構成要素で，無色透明の糖蜜状液体で甘味をもつ．水に非常に溶けやすく吸湿性が強い.

アラニンアミノ基転移酵素（ALT）
ピルビン酸とグルタミン酸を，アラニンとα-ケトグルタル酸に相互変換する酵素.

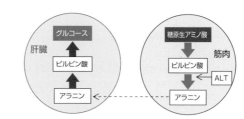

●図5-3a● 糖原生アミノ酸からのグルコース生成

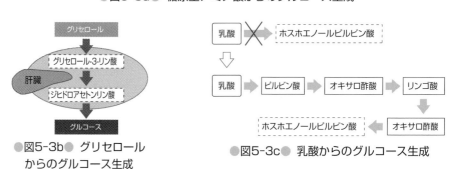

●図5-3b● グリセロールからのグルコース生成　　　●図5-3c● 乳酸からのグルコース生成

●表5-2● 解糖系酵素と糖新生酵素の違い

解糖系	糖新生
グルコース ⇒ G6-P （肝臓；グルコキナーゼ，他の組織；ヘキソキナーゼ）	G6-P ⇒ グルコース （G6 ホスファターゼ：G6-Pase）
F6-P ⇒ F1,6- ビスP （ホスホフルクトキナーゼ）	F1,6- ビスP ⇒ F6-P （F1,6-ビスホスファターゼ）
PEP ⇒ ピルビン酸 ⇔ 乳酸 （ピルビン酸キナーゼ）（乳酸デヒドロゲナーゼ）	乳酸 ⇔ ピルビン酸 ⇒ PEP （乳酸デヒドロゲナーゼ）（図 5-3c 参照）

デキストリン
でんぷんまたはグリコーゲンの加水分解で得られる低分子量の炭水化物の総称. 多糖類に分類され, 分子量はでんぷんとマルトースの中間程度.

アミラーゼ
膵液や唾液に含まれる消化酵素. アミロースやアミロペクチンを, ブドウ糖やマルトースおよびオリゴ糖に変換する酵素群.

ランゲルハンス島
ランゲルハンスが発見した膵臓内部の細胞群. グルカゴンを分泌するα細胞 (A細胞), インスリンを分泌するβ細胞 (B細胞), ソマトスタチンを分泌するδ細胞 (D細胞) からなる.

インスリン
膵臓に存在するランゲルハンス島 (膵島) のβ細胞から分泌されるペプチドホルモンの一種. 血糖値を下げる作用を有する.

人は24時間のうち睡眠時間 (6〜8時間) を除き, 16〜18時間の活動中に3回の食事と1〜2回の間食で1日に必要なエネルギーを摂取する. 1回の食事の半分以上は炭水化物で, 主食となるのは多糖類のでんぷんが含まれる穀類や粉類・イモ類である. でんぷんは口腔内で**デキストリン**に分解され, 膵臓の**アミラーゼ**によって少糖類・二糖類になり, 最終的に小腸内で単糖類になり吸収され, 糖代謝が始まり, グルコースがエネルギー源として細胞に運ばれる.

グルコースは, 通常血液100 mL中に80〜100 mg (0.08〜0.1％：空腹時) の濃度で存在しており, これを血糖という. 食事をすると30〜60分後に血糖値は一時的に上昇するものの, 健康であれば2〜3時間後には元の濃度に戻る.

食後, 血糖値が上昇し始めると, 膵臓の**ランゲルハンス島β細胞 (B細胞)** から**インスリン**の分泌が始まり, 肝臓にグリコーゲンを貯蔵するが, 貯蔵量には限界があるため余剰の血糖は, 脂肪細胞でTGに変換されて蓄積される. 体内の脂質は, 脂肪細胞が数を増やすことで無限に貯め込めるので, 肥満の原因となる.

食後数時間が経過し, 腸管からの糖質の供給 (吸収) がなくなると, 肝臓に貯蔵されていたグリコーゲンが分解され, グルコースとして放出されて血糖となる. グリコーゲンが減少してくると, 脂肪組織由来のグリセロールからの糖新生があり (体脂肪が減少する), さらに, 供給がない状態 (飢餓が続く) や激しい運動時では, 体たんぱく質 (主として筋肉) を分解してアラニンなどの糖原生アミノ酸から糖新生によりグルコースを合成し血糖にする. ただし, 脂肪酸はエネルギー源にはなるものの, 糖新生に用いることはできない (図5-4).

5

炭水化物の栄養

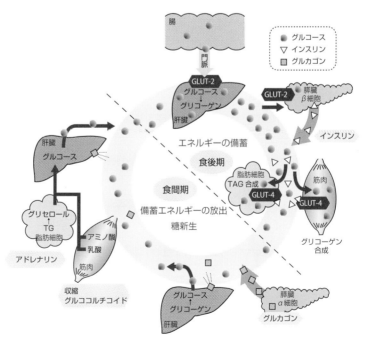

●図5-4● 食後-食間期の糖代謝

5.3······ 糖質代謝の臓器差

　肝細胞は，食直後に肝臓の重量の8%（大人で100～150 g）までのグリコーゲンを蓄え，G6-Pase（糖新生の酵素）でグリコーゲンをグルコースとして放出することができる．しかし，骨格筋中でグリコーゲンは骨格筋重量の1～2%程度しか貯蔵できず，筋肉にはG6-Paseが存在しないので，低血糖時でもグルコースを生成・放出できない．ただし，通常，成人の筋肉は体重の約40%を占めているので，成人では，総重量で肝臓よりも多い約300 g前後のグリコーゲンを蓄えることができる（図5-5）．

　肝臓のグリコーゲンは，主に食間期における血糖値の維持（低血糖の回避）のために蓄積されているのに対し，筋肉のグリコーゲンは，激しい運動によるエネルギー不足を補うことに貢献している．

　脳は，安静時でも，1時間当たり約3～4 g（1日当たりで約120 g）のグルコースを消費するといわれる．脳・神経系・赤血球などは通常，グルコースのみをほぼエネルギー源として利用しており，血糖値が下がると異常な空腹感，ふるえ，冷汗などが起こり，血糖値が30 mg/100 mL以下になると意識不明に陥る．したがって，適切な血糖レベルを維持することは，生命維持にとって必要不可欠である．

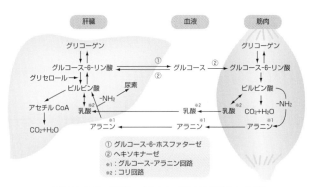

●図5-5● 肝臓・筋肉における代謝と血糖

5.4······ 血糖とその調節

　血糖の消費量は，脳が最も多く，血糖の約半分は脳で消費され，続いて肝臓，筋肉，赤血球，腎髄質の順である．

1）インスリンの作用

　インスリンは，膵臓のランゲルハンス島のβ細胞で合成・分泌される**ペプチドホルモン**で，グルコースの細胞内への取り込み促進，グリコーゲン合成促進・分解抑制などの作用により血糖値を降下させる．さらに，脂肪組織にグルコースの輸送を促進する結果，脂肪組織でのTG合成を促進する．また，たんぱく質の合成促進と分解抑制作用もある．

（1）インスリンの分泌

　食事の炭水化物が消化されてグルコースとなり，血糖値が上昇すると，インスリ

5

ン分泌のきっかけ（トリガー）になる.

グルコースは①膵臓の β 細胞膜上にある**グルコース輸送体**（糖輸送担体, GLUT：グルット）の 1 つである GLUT2 によって血糖値が 100 mg/dL を超えるとインスリン非依存（インスリンの量に関係なく）で細胞内に取り込まれ始める. ②ミトコンドリアで TCA 回路によって代謝され ATP が産生される. ③産生された ATP により細胞膜上の ATP 感受性カリウムチャネル（KATP チャネル）が閉鎖する. ④細胞内 K^+ 濃度が上昇し, **脱分極**が誘発され, 電位依存性 Ca^{2+} チャネルが開く. ⑤細胞内の Ca^{2+} が上昇するとインスリン分泌が促進される（図5-6）.

一方, 小腸下部から分泌される**インクレチン**（GLP-1）が β 細胞を刺激しても分泌される. 継続的なインスリンの過剰分泌は β 細胞を疲弊させるためインスリン分泌能を低下させ, 肥満や 2 型糖尿病の誘因となる.

(2) グルコースの細胞内への取り込み

血中に放出されたインスリンは, 細胞膜に存在する**インスリン受容体**（insulin receptor：INSR）と結合して, チロシンキナーゼを活性化し, インスリン受容体（IRS）のリン酸化を促す. リン酸化された IRS は, 細胞内シグナルへと変換される. 変換されたインスリンシグナルにより筋肉や脂肪細胞では GLUT4 が応答し, 細胞膜へ輸送されてグルコースの細胞内への促進拡散を行う. その際インスリン依存時にその濃度が高いほど活発に取り込む（図5-7）.

(3) グリコーゲン合成促進・分解抑制

インスリンは, 肝臓でグリコーゲンシンセターゼを活性化させ, グリコーゲン合成を促進させ, 分解を抑制する. さらに, アミノ酸, 乳酸, グリセロールなどからの糖新生を抑制し, グルコース放出を抑制する. その結果, 肝臓にグリコーゲンが貯蔵される.

(4) 脂肪組織での TG 合成促進

インスリンは, 脂肪組織の血管内皮細胞の LPL 活性を上昇させるので脂肪細胞内に中性脂肪を貯めやすくする. 脂肪組織の**ホルモン感受性リパーゼ**（HSL）活性を抑制するので脂肪細胞内の中性脂肪分解が抑制される. またインスリンは脂肪酸の合成を促進し分解を抑制してコレステロールの合成を促進する.

グルコース輸送体
最初に, 細胞の外側に向かって開き, ブドウ糖分子を取り込む. 次に, 内側が開いた形に変化し, 細胞内にブドウ糖分子を放出する. 1～7 まである. GLUT2 は小腸粘膜や膵臓 β 細胞の膜上に豊富に存在し, グルコースの吸収・再吸収を行う. GLUT4 は主に骨格筋, 心筋, 脂肪細胞にあり, グルコースの取り込みを仲介する.

脱分極
細胞内は陰性に分極しているが, ＋イオンが細胞内に増加すると膜電位は正方向に変化することをいう.

インクレチン（GLP-1）
膵 α 細胞からのグルカゴン分泌を抑制する. 胃から腸への食物の移動を遅らせ食欲抑制効果もある.

2 型糖尿病
インスリン分泌の減少に加え, 肥満あるいは遺伝的素因などによりインスリンの働きが伝わりにくくなる糖尿病. 1 型は, ウイルス感染などにより膵臓の細胞に傷害が起こり, インスリンがつくられなくなる.

IRS
インスリン受容基質（insulin receptor substrate）

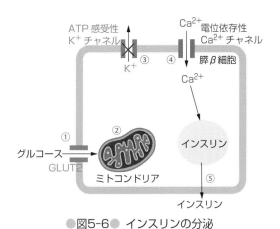

●図5-6● インスリンの分泌

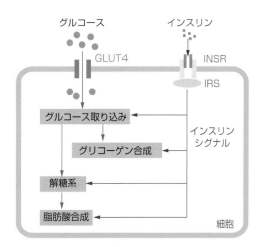

●図5-7● グルコースの取り込み

（5）たんぱく質の合成促進と分解抑制作用

インスリンは，骨格筋に作用して，分岐鎖アミノ酸（バリン・ロイシン・イソロイシン）の細胞内への取り込みを増加させて，たんぱく質合成を促進させ，異化を抑制する．ただし芳香族アミノ酸（フェニルアラニン，トリプトファン，チロシン）の取り込みには余り影響しない．

2）血糖曲線

血糖曲線は，糖尿病の診断などに活用する**ブドウ糖負荷試験**後の血糖値の経時的変化をグラフ化したものである．糖質の消化吸収に伴い血糖値は徐々に上昇し始め，通常食後30〜60分でピークとなる．その後は，インスリンの作用により，グルコースは各細胞で積極的に消費されるために徐々に減少し始め，やがてもとの状態に戻る．食後2時間

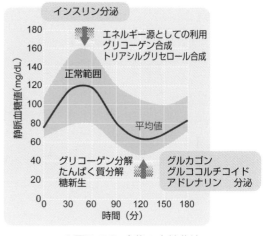

●図5-8● 食後の血糖曲線

では一時的に空腹時の血糖値より低下するが，3時間後までには落ち着いた状態となる（図5-8）．

食後血糖値の上昇度を示す指標を**血糖指数**（グリセミックインデックス：GI）といい，食事摂取後2時間までに血液中に出現するグルコースの量を測定したものである．GIは，様々な食品中の炭水化物を50g摂取した際の血糖値上昇の度合のうち，純粋なグルコースのみを摂取した場合を基準に（100とする），その相対値で表している．血糖値の時間変化をグラフに描き，その曲線が描く面積によってGI値を計算する．

GI値が高い砂糖は，GI値が低い白米やイモ類などに比べてインスリン分泌を促しやすくなる．糖尿病患者では，GI値の高い（血糖上昇が急激な）食品（白米・白パンなど）よりGI値の低い（血糖上昇が緩やかな）野菜・全粒粉パンなどの食品の摂取が推奨される．

3）肝臓の役割

（1）血糖値の調節

肝臓は，血糖が低下し始めると，膵臓のランゲルハンス島 α 細胞から血糖増加作用をもつグルカゴンが分泌され，肝臓のグルカゴン受容体に働きかけてグリコーゲン分解の促進や糖新生によって得られたグルコースを**肝静脈**を経て脳や骨格筋などへ供給している．肝臓の下面ほぼ中央の**肝門**を入り口として接続する**2本の主血管**を通じて肝臓へグルコースが取り込まれ，肝静脈血へグルコースを放出する．

空腹時では，糖新生により肝静脈血中にグルコースを供給し，食事摂取時には門脈血と肝動脈血からグルコースを取り込み，肝静脈へのグルコース供給を停止して

インスリン受容体
細胞膜上に存在してインスリンと特異的に結合し，細胞のインスリン作用を誘起するたんぱく質．

ホルモン感受性リパーゼ
脂肪細胞に含まれ，ホルモンにより活性が増減する脂肪分解酵素である．インスリンにより活性が抑制され，グルカゴン，アドレナリンにより活性化される．

ブドウ糖負荷試験
一定量（75g）のブドウ糖水溶液を飲み，血糖値がどのように推移するかをみる試験方法で，血糖値の低下が遅い（高血糖が持続する）ほど糖尿病のリスクが高いとされる．

血糖指数
(glycemic index)
1981年にデヴィッド・J.ジェンキンズ博士らが，食品による血糖値の上がり方の違いを発見し提唱した．

肝静脈
肝臓の上の方（下大静脈：心臓につながる）にある肝臓からの出口．

肝門
肝臓の下の方（胆管の横）にある肝臓への入口．

肝臓の2本の血管
門脈と肝動脈のことで，それぞれ7：3の比で血液を肝臓へ送る．門脈は太く，腸や脾臓を循環して栄養分を豊富に取り込む静脈血で酸素は消費尽くされているのではとんどない．肝動脈は大動脈から酸素を肝臓に運ぶ．

血糖値を一定に維持する．門脈血流は肝動脈血流よりグルコースの取り込み速度が速く約4倍である．肝臓でのグルコースの取り込みはインスリン濃度に依存しないGLUT2を介して行われる．

食後，門脈血や肝動脈血中のグルコース濃度が肝静脈血に比べて高くなると，インスリン濃度に関わりなく糖新生は抑制される．

（2）脳へのエネルギー源の供給

脳はグルコースを主なエネルギー源とする．生体ではグルコースが枯渇したときに脳のためにエネルギー源をつくらなければならないが，脂肪酸は血液脳関門を通過できないので，脳は脂肪酸をエネルギー源として利用できない．そこで，肝臓ではアセチルCoAから**ケトン体**を生成して（脂肪酸の**β酸化**；p.73参照）脳にエネルギー源として供給する．

糖質制限食で，ケトン体を利用したダイエットを「ケトジェニックダイエット」という．糖質源を極端に減らすと体内のグルコース量が減りケトン体がつくられる．糖質制限ではケトン体が増加していることを「脂肪がよく燃えている状態」と肯定的に受け取られることが多々ある．しかしケトン体の蓄積は，体液のpHが酸性に傾く急性代謝失調のケトアシドーシスにつながることがある．

（3）解毒作用

肝臓のウロン酸回路で生成されたグルクロン酸抱合体は，薬物（薬，ドラッグ，アルコールなどを含む）などを水溶性にして排泄する．

飲酒によるアルコールは肝臓で，アルコール（エタノール）→アセトアルデヒド→酢酸の順に分解され，酢酸は血液中に出て水（尿・汗）と二酸化炭素（呼吸）となって排出される．アセトアルデヒドは有害な物質で頭痛や吐き気などを引き起こすため，無害な酢酸へと分解される．

4）筋肉・脂肪組織の役割

標準体重の人の骨格筋量は約30％，脂肪組織は約15～30％である．筋肉や脂肪細胞ではGLUT4によりグルコースがインスリン濃度に依存して取り込まれる．筋肉では骨格筋中のグリコーゲンから血糖が生成できず，筋収縮のエネルギーとしてのみ利用され，脂肪組織では肝臓や筋肉で消費しきれなかったグルコースをピルビ

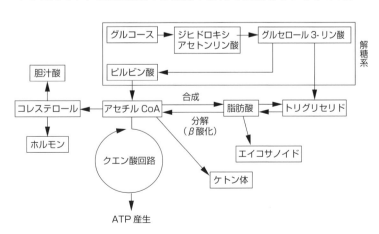

●図5-9● グルコースから脂肪酸およびTGの合成経路

ケトン体
p.37参照．アセト酢酸，β-ヒドロキシ酪酸，アセトンの3つをケトン体という．

β酸化
脂肪酸由来のアシルCoAを，ミトコンドリアマトリックスにおいて，アセチルCoAと，元と比べ炭素数が2個少ないアシルCoAとに分解させる代謝経路．アシルCoAのβ位における酸化が繰り返されるためβ酸化という．

ン酸，アセチル CoA，クエン酸に変え，脂肪酸合成の素材にする（図 5-9）．

低血糖（空腹）時や運動時は，TG はグリセロールと脂肪酸に分解され血液中に放出され，遊離脂肪酸濃度が上昇する．脂肪酸は筋肉のエネルギー源として好気的条件下で活発に利用されるので，長時間持続可能な軽度な負荷による有酸素性運動は体脂肪減少につながる．

5）コリ回路，グルコース - アラニン回路

コリ回路は，乳酸を，肝臓で糖新生によりグルコースに戻して筋肉に供給する循環経路である（図 5-1 参照）．発見者のコリ夫妻にちなみ命名された．運動強度が強いとき，無酸素性運動時の骨格筋は嫌気的な代謝状態となるため，解糖系で生成されたピルビン酸は乳酸に変換される．乳酸は肝臓に運ばれ，糖新生によりグルコースとなり血中に放出され，筋肉に運ばれて再度利用される（図 5-5 参照）．

グルコース - アラニン回路は，筋肉において血中に放出されたアラニンを，肝臓で糖新生によりグルコースに戻し筋肉に供給する循環経路である．アラニンは，筋肉でグルコース由来のピルビン酸からつくられ，血液で肝臓に運ばれる（図 5-3a 参照）．

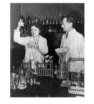
5.5 ⋯⋯⋯ エネルギー源としての作用

1）炭水化物エネルギー比率

「日本人の食事摂取基準 2020 年版」では，たんぱく質，脂質，炭水化物（アルコールを含む）の各構成成分が総エネルギー摂取量に占める割合（％エネルギー）をエネルギー産生栄養素バランスとしている（巻末付表参照）．炭水化物のエネルギー比率は，50〜65％を適正範囲とすることが提唱されており，栄養素の摂取不足の回避と生活習慣病の発症ならびに重症化予防の目標量となる．産生するエネルギー量のうち，アトウォーター指数で多くの炭水化物（糖質）は 4 kcal/g だが，食物繊維は 0〜2 kcal/g，アルコールは 7 kcal/g が用いられている．いずれの年齢でも炭水化物の％エネルギー比率は，50〜65％である．この比率にはアルコールも含まれるものの，アルコールの摂取を勧めるものではない．

成人女子（18〜29 歳），身体活動レベル II（ふつう）の場合の推定エネルギー必要量は 1950 kcal/ 日であるので，炭水化物エネルギー比率から算出すると 250〜300 g/ 日の炭水化物を摂取する必要がある．

2）たんぱく質節約作用

本来，食事で摂取したたんぱく質は体組織をつくるために使われるが，炭水化物や脂質の供給が十分でない場合には，筋たんぱく質が崩壊してエネルギー源として利用される（糖原生アミノ酸からの糖新生）．したがって，十分な炭水化物や脂質の摂取があればたんぱく質がエネルギーに変換されなくて済む．

しかし，脂質由来のエネルギーだけではたんぱく質供給について十分な効果が現れにくいため，糖質を十分に摂取する必要がある．すなわち，体たんぱく質合成に必要なたんぱく質を充足するために必要となるたんぱく質摂取量は，十分量の糖質摂取により低減させることができる．

1) 相 互 変 換

体内の糖質は，体重の1%程度（グリコーゲン）とわずかしか貯蔵できない．したがって，糖質が不足した場合他の栄養素から迅速に合成し，余ったときには他の栄養素に変える必要がある．これを相互変換といい以下の3通りがある．

①糖質（グルコース）⇒脂肪酸およびTGへ変換

グルコースは肝臓で解糖系を経てアセチルCoAとなりTCAサイクルでエネルギーを産生するが，満腹時には，**細胞質ゾル**では，アセチルCoAは，**マロニルCoA経路**で，パルミチン酸などの脂肪酸に合成される．肝臓では脂肪酸とグリセロール−3−Pがエステル結合によりTGとなる．

②TG⇒糖質（グリセロール，グルコース）へ変換

空腹時には脂肪組織でTGの**エステル結合**が加水分解され，グリセロールと脂肪酸になる．グリセロールは解糖系または肝臓での糖新生系に流入してグルコースになる．

③糖質（ピルビン酸）⇔たんぱく質（可欠・糖原生アミノ酸）相互変換

ピルビン酸はアミノ基転移反応によって，グルタミン酸，バリン，ロイシン，イソロイシン，セリン，アラニンを生成する．また，多くのアミノ酸が接続点（流入口）は様々であるがTCAサイクルに入り，糖新生でグルコースを生成する．

2) ビタミンB₁必要量の増加

糖質代謝ではビタミンB_1の需要が増す．ビタミンB_1は，糖代謝酵素のピルビン酸デヒドロゲナーゼ（PDH），トランスケトラーゼ，α−ケトグルタル酸デヒドロゲナーゼの**補酵素（コエンザイム）**として機能する．特にPDHの補酵素としての働きは，ピルビン酸のアセチルCoAへの変換を促進するので，ビタミンB_1の不足があると変換が進まずにピルビン酸が増加し，嫌気条件下ではピルビン酸から乳酸への変換が進む．そのためビタミンB_1不足下で大量の糖質摂取の場合に，血中乳酸値が上昇する**乳酸アシドーシス**が起こりやすくなる．

5.7・・・・・・ 食物繊維・難消化性糖質

食物繊維とは，アミラーゼなどによって消化されない食物に含まれている難消化性成分の総称で，その多くは植物，藻類，菌類の細胞壁あるいは粘性物質および動物の外骨格（キチンなどエビ・カニの甲殻を構成する成分）である．化学的には炭水化物（例外的にフェノール性化合物のリグニンも含む）で，グルコース分子の多くが消化の困難なβ結合の非でんぷん性多糖類である．

1) 不溶性食物繊維・水溶性食物繊維

不溶性食物繊維は，水に溶けにくく，寒天（海藻），セルロース，ヘミセルロース（植物の細胞壁），キチン（菌類，エビ，カニ）などがある．消化管内で膨らむ性質があり腸の蠕動運動を刺激するとともに，糞便量を増加させ，排便の促進をもたらす整腸効果，粘膜組織の健全化などの働きがある．

細胞質ゾル
細胞質基質ともいい，細胞内の部分の呼称で，細胞質から細胞内小器官を除いた部分．

マロニルCoA経路
脂肪酸合成経路．

エステル結合
カルボン酸やリン酸など酸と，ヒドロキシ（OH）基をもつアルコールが脱水縮合すること．

補酵素（コエンザイム）
酵素反応にかかわる低分子の有機化合物で，代表的なものとしてビタミンがある．一般に補酵素は酵素のたんぱく質部分と強い結合を行わず，可逆的に解離して遊離型になることができる．一方で，酵素と不可逆的に結合するものは補欠分子族，酵素反応を助ける無機分子は単に補(助)因子という．

乳酸アシドーシス
重症呼吸器疾患，ミトコンドリア糖尿病，重症肝不全など様々な原因によって血中に乳酸が蓄積する結果，血液が著しく酸性に傾いた状態．

5

炭水化物の栄養

水溶性食物繊維は，水に溶けやすく，ペクチン（植物の細胞壁），グルコマンナン・グアーガム（植物の粘性物質），アルギン酸（海藻の粘性物質）などがある．高い粘性をもつことで消化管内の食物の移動速度が遅く，滞留時間が長くなることで，小腸における栄養素の消化・吸収速度が遅くなり，生理的効果として，食後の血糖値の上昇を抑え，特定の物質に吸着することで血中コレステロールの上昇抑制，発がん物質の吸着防止，有害物質の排泄促進，肥満細胞への余計な脂肪の蓄積防止などの働きもあると考えられる．ナトリウムを排出する効果もあるので，高血圧を予防する働きも期待できる．

2）難消化性糖質

腸内細菌叢
腸内フローラともいい，ヒトなど動物の腸内で一定のバランスを保ちながら共存している多種多様な腸内細菌の集まり．

難消化性糖質は水溶性食物繊維の中でも比較的低分子のものを指し，難消化性炭水化物とも呼ばれ，① α-グルコースの重合体である難消化性でんぷん（レジスタントスターチ），②難消化性デキストリン，③難消化性オリゴ糖，④糖に水素が添加した糖アルコールなどがある．難消化性糖質は，人の消化液では消化されず，その過剰摂取は下痢を引き起こすが，わずかなエネルギーが算定されている．生理作用は以下である．

①	摂取エネルギーや空腹感を抑え，血糖上昇抑制効果があるので生活習慣病の予防・改善に役立つ．
②	他の栄養素と同時に摂取することで腸管での吸収率を抑制する．整腸作用，血糖値抑制作用，ミネラルや TG の吸収抑制作用がある．
③	腸内細菌叢（腸内フローラ・細菌の種類相）を改善し善玉菌を増やす．感染抵抗性の増強し炎症性腸疾患の予防作用がある．フラクトオリゴ糖，ガラクトオリゴ糖など
④	虫歯予防（難う蝕性）の効果．低エネルギー甘味料として利用される．糖アルコールのソルビトールとキシリトール（3 kcal/g），マンニトール（2 kcal/g），エリスリトール（0 kcal/g）

3）短鎖脂肪酸

pH
ピーエイチ（英語読み），またはペーハー（ドイツ語読み）．水素イオン濃度指数の意味で水素イオンの濃度を表す物理量．pH 値が小さいほど水素イオン濃度が高く酸性になる．

食物繊維や難消化性糖質は小腸で吸収されないまま，大腸において腸内細菌により発酵を受けると短鎖脂肪酸が生ずる．短鎖脂肪酸は，炭素数が 4〜6 の脂肪酸で，酢酸に加え，臭い成分となるプロピオン酸，酪酸などがあり，乳酸，コハク酸も含むことがある．短鎖脂肪酸は，脂肪細胞による脂肪蓄積の抑制や脂肪を燃焼させる効果が期待される．また，大腸で吸収され，大腸の粘膜細胞のエネルギー源にもなり，大腸における蠕動運動の促進，ミネラル（カルシウム，鉄，マグネシウムなど）の吸収の促進に役立っている．

悪玉菌
体に悪い影響を及ぼすとされる悪玉菌．代表的なものにウェルシュ菌・ブドウ球菌・大腸菌（有毒株）があり，病気の引き金となったり老化を促進するなど健康を阻害する．

酪酸は腸内細菌で生成され，腸内の pH を下げて酸性に傾け**悪玉菌**の増殖を抑え，腸粘膜を丈夫にする作用がある．乳酸菌が産生する乳酸は腸内の pH を下げ，病原菌の繁殖を抑え，異常発酵・腐敗の防止や常在大腸菌の小腸への上昇を防いでいる．

反芻動物では，飼料が反芻胃内で微生物の発酵を受け，この発酵の際に生じる酢酸，プロピオン酸，酪酸は主なエネルギー源となる．一部の水溶性食物繊維や難消化性糖質ではエネルギー換算係数で表示することができるが，不溶性食物繊維は腸内細菌の発酵をほとんど受けないことから 0 kcal/g となる．

反芻動物
ウシ，ヒツジなど，一度飲み込んだ食べ物を再び口の中に戻して，再咀しゃくする動物．

4）腸内細菌

　十二指腸は胃酸の影響で一般に無菌であるが，下方に行くに従って腸内細菌が増加し，大腸で最も多く約100種類，約100兆個が常在している．腸内細菌の中でも，人に有益な作用をもたらす微生物，またはそれらを含む製品をプロバイオティクスと呼び，乳酸菌，ビフィズス菌，納豆菌などがある．このプロバイオティクスの働きを助ける物質をプレバイオティクス（例として食物繊維，難消化性オリゴ糖など）という．これらは，腸の**蠕動運動**を促進し，便秘・下痢の症状を緩和し，便の形成の促進や消化不良を改善する作用がある（図5-10）．ビフィズス菌を始めとする腸管内の善玉菌は，ビタミン B_1，B_2，B_6，B_{12}，葉酸などの**ビタミン B 群**やビタミン K，などを生成する働きがあり，これらは回腸や大腸で吸収されると推測されている．

蠕動運動
筋肉が伝播性の収縮波を生み出す運動で，動物体内の消化管などの中空器官で行われ，内容物の移送のために行われる．

ビタミン B 群
水溶性ビタミンで，ビタミン B_1，B_2，B_6，B_{12}，ナイアシン，パントテン酸，葉酸，ビオチンの8種類の総称．

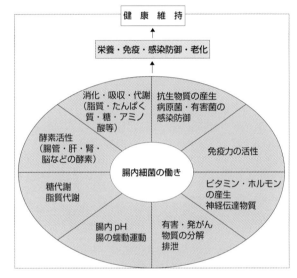

●図5-10● 腸内細菌の人に及ぼす影響

ペプチド結合
ペプチド結合はアミノ酸のα-窒素原子と2つ目のアミノ酸のカルボニル炭素の間に脱水縮合反応により形成される.

高次構造
・一次構造：アミノ酸の配列順序
・二次構造（α-ヘリックス，β-シート）
・三次構造（ジスルフィド結合，水素結合，疎水結合，イオン結合）
・四次構造（サブユニット）

単純たんぱく質
アミノ酸のみで構成されるたんぱく質.

複合たんぱく質
アミノ酸以外に，糖，脂質，色素などを含むたんぱく質.

コラーゲン
皮膚，骨や軟骨などを形成する.

ケラチン
表皮，毛髪，爪などの主成分である.

遊離アミノ酸
細胞や血液中などに蓄えられているアミノ酸．非必須アミノ酸を含む多くの遊離アミノ酸は生体を維持するために重要な役割を担っている.

通常，生体を構成する体たんぱく質は，成人では約15〜17%/体重kg（体重60kgでは9〜10.2 kg）で，乾燥重量では約45%を占める重要な生体成分の1つである. 体たんぱく質は20種類のL-α-アミノ酸で構成され，アミノ基とカルボキシル基の脱水縮合反応（**ペプチド結合**）により多数連結することで構成されている（図6-1）.

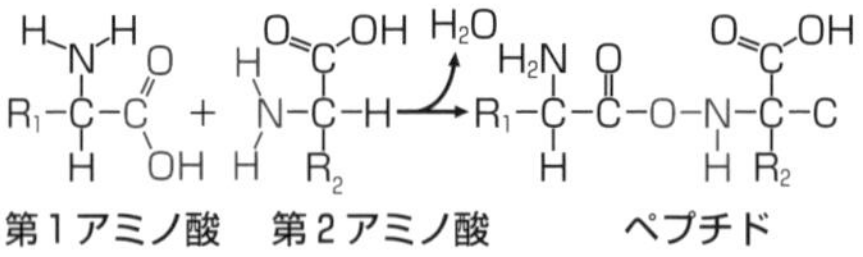

アミノ酸が2つ以上結合した化合物をペプチドと呼ぶ. 2つ結合したものをジペプチド，3つ結合したものはトリペプチドという. アミノ酸が10個程度まで結合したものはオリゴペプチドといい，それ以上はポリペプチドと呼ばれる. アミノ酸が約50個以上結合したポリペプチドを一般的にたんぱく質という.

●図6-1● ペプチド結合

アミノ酸の性質は，種類のみならず，配列によっても異なる. たんぱく質は複雑に折りたたまれた**高次構造**をもち，それらは一次構造，二次構造，三次構造，四次構造に分類される. また，組成の違いにより，**単純たんぱく質**と**複合たんぱく質**に分類される. さらに，その形状により，球状たんぱく質と繊維状たんぱく質に分類される. 多くのたんぱく質は球状であるが，生体の構造や組織の形態を維持する**コラーゲン**や**ケラチン**などのたんぱく質は繊維状である. 食品学の分野では摂取する栄養素として動物性たんぱく質や植物性たんぱく質と分類されることもある.

たんぱく質の栄養学的特性は，糖質や脂質と異なり，分子内に約16%の窒素（N）を含むことである. 体たんぱく質を構成する20種類のアミノ酸のうち9種類は体内で合成することができないので，食物から摂取する必要があり，不可欠アミノ酸（必須アミノ酸）と呼ばれている（表6-1）.

1日に摂取する食物からのたんぱく質は，総エネルギー摂取量の13〜20%（1〜64歳）が望ましいとされている（たんぱく質エネルギー比率）.

体内では通常たんぱく質はアミノ酸まで分解された後，たんぱく質（筋肉，皮膚，酵素，ホルモンなどに再合成されるアミノ酸）と細胞や血液中に蓄えられる**遊離アミノ酸**がある.

●表6-1● 体たんぱく質を構成するアミノ酸

不可欠アミノ酸（9種類）	可欠アミノ酸（11種類）
バリン，ロイシン，イソロイシン，スレオニン（トレオニン），リジン，メチオニン，フェニルアラニン，トリプトファン，ヒスチジン	グリシン，アラニン，セリン，アスパラギン酸，グルタミン酸，アスパラギン，グルタミン，アルギニン，システイン，チロシン，プロリン

1）たんぱく質の代謝回転

体内のたんぱく質は，常に合成と分解を繰り返し，絶え間なく新しいものに置き換わっている．この合成と分解の繰り返しを代謝回転（ターンオーバー）という．

代謝回転によって，体たんぱく質の半量が入れ替わる期間を半減期という．体全体の半減期は約

ペプチダーゼ
ペプチド結合を加水分解する反応を触媒する酵素．

プロテアソーム
ユビキノン化されたたんぱく質を選択的に分解する細胞内装置．26S プロテアソームは分子量 2.5 MDa の巨大な多成分複合体より形成される．

ユビキチン化
ユビキチンとは 76 個のアミノ酸からなる分子量 8.6 kDa のペプチドで，プロテアソームに送られる不要なたんぱく質の目印として付加される．

血漿たんぱく質
血漿の約 7％を占めるたんぱく質．アルブミン（50〜70％），グロブリン（13〜20％），フィブリノゲンの 3 種類がある．

アミノ酸プール
6.2 節，p.61 参照．

2-オキソ酸（α-ケト酸）
2 位炭素（α炭素）にケトン基をもつ有機酸．

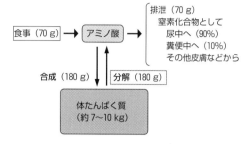

●図6-2● 体たんぱく質の代謝

80 日で，肝臓は約 2 週間，主な消化管は約 10 日，赤血球は約 120 日，骨格筋は約 180 日など構成する部分により異なる．体重約 60 kg の成人では，約 180 g/日の体たんぱく質が合成されるとともに，同じ量の体たんぱく質が分解されている．体たんぱく質の合成量と分解量がつりあっている状態を動的平衡状態という（図 6-2）．

たんぱく質の分解は細胞内小器官であるリソソームと細胞質の 2 カ所で行われる．リソソームに含まれる**ペプチダーゼ**によって，ペプチド結合が加水分解され，他の新しいたんぱく質を合成するための材料を供給する．細胞質ではたんぱく質を分解する巨大な酵素複合体である**プロテアソーム**が存在している．プロテアソームでは，細胞内のすべてのたんぱく質を分解しないように，タグ（目印）が複数付加されたたんぱく質だけが分解される仕組み（**ユビキチン化**）となっている．

食物由来のたんぱく質が消化されてできた遊離アミノ酸は**血漿たんぱく質**の合成に使われた後，筋肉組織や血液で貯蔵される（**アミノ酸プール**）．また，身体の細胞は入れ替わるので，古い細胞のたんぱく質を分解して生じたアミノ酸もプールに戻る．プールのアミノ酸（遊離アミノ酸も含む）は，酵素や筋肉，血液成分，ホルモンや皮膚などの合成に使われたり，エネルギー源として利用される（図 6-3）．

(1) 脱アミノ反応

アミノ酸の分解は，アミノ酸からアミノ基がはずれる反応（脱アミノ反応）により生じるアミノ基と，残された**炭素骨格**（2-オキソ酸：α-ケト酸）の代謝に分けることができる．例えば，アスパラギン酸のアミノ基は脱アミノ反応の 1 つである

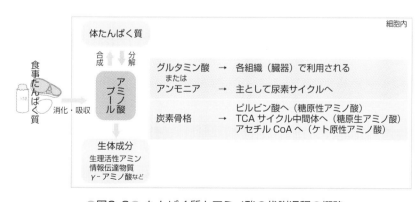

●図6-3● たんぱく質とアミノ酸の代謝過程の概略

6

たんぱく質の栄養

アミノ基転移反応によって TCA サイクルの構成成分である **2-オキソグルタル酸**（α-ケトグルタル酸）に転移され，グルタミン酸が生成する（図6-4）．

2-オキソグルタル酸
クエン酸回路の中間代謝産物.

アミノ基転移酵素
アミノ酸を脱アミノ反応により2-オキソ酸にし，とれたアミノ基を別のケト酸に転移してアミノ酸にする反応を進める酵素.

アスパラギン酸アミノトランスフェラーゼ（AST）
アスパラギン酸とα-ケトグルタル酸をオキサロ酢酸とグルタミン酸に相互変換する酵素.

アラニンアミノトランスフェラーゼ（ALT）
アミノ基転移反応によりα-ケトグルタル酸とL-アラニンをピルビン酸とL-グルタミン酸に変換する酵素.

ペルオキシソーム
すべての真核細胞がもつ細胞小器官で，多様な物質の酸化反応を行う.

アミノ酸酸化酵素
FAD を補酵素とするフラビン酵素で，D-アミノ酸を酸化してα-イミノ酸にする反応を触媒する.

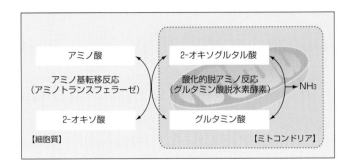

●図6-4● アミノ酸の脱アミノ反応

アミノ基転移反応は，**アミノ基転移酵素**（アミノトランスフェラーゼ）により触媒され，代表的なものに**アスパラギン酸アミノトランスフェラーゼ（AST）**と**アラニンアミノトランスフェラーゼ（ALT）**がある．グルタミン酸は，体内で最も多く，他のアミノ酸を合成するときのアミノ基供与体としても重要である．また，アミノ基転移反応には，ピリドキサールリン酸（PLP）の形でビタミン B_6 が補酵素として必要である．

(2) アンモニアの生成

アミノ転移反応で生じたグルタミン酸は，グルタミン酸脱水素酵素（グルタミン酸デヒドロゲナーゼ：GDH）の作用によってアミノ基をアンモニアとして遊離させ，2-オキソグルタル酸を生成する（図6-5）．この反応も一種の脱アミノ反応であり，酸化的脱アミノ反応と呼ばれる．

また，肝臓や腎臓のペルオキシソーム中の**アミノ酸酸化酵素**（アミノ酸オキシダーゼ）によって生じたイミノ酸が非酵素的に2-オキソグルタル酸になるときにも，アンモニアを生成する．

さらに，腎臓の遠位尿細壁の細胞内ではグルタミンからグルタミン酸とアンモニアが産生され，このアンモニアは尿細管腔で分泌される水素イオン（H^+）と反応してアンモニウムイオン（NH_4^+）になり，排泄される．

アンモニアは，アミノ酸から生じるだけでなく，消化管内の腸内細菌がつくる老廃物としても産生され，それらは門脈を経由して肝臓に入り，最終的に尿素として排泄される．

(3) 尿素サイクル（オルニチン回路）

アミノ酸（グルタミン酸）の酸化的脱アミノ反応によって生じたアンモニ

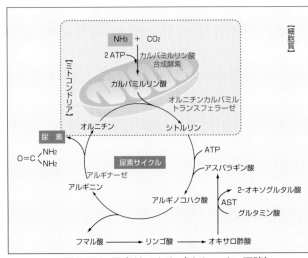

●図6-5● 尿素サイクル（オルニチン回路）

オルニチン
L-アルギニンから
アルギナーゼにより
生成される遊離アミ
ノ酸.

律速酵素
一連の酵素反応の中
で，最も酵素活性量
が少なく，そこの反
応が全体の速さを決
めている場合，その
反応を触媒する酵素.

モノアミン
ドーパミン，ノルア
ドレナリン，アドレ
ナリン，ヒスタミン，
セロトニンなど神経
伝達物質としても重
要な役割を担う生体
分子.

**γ-アミノ酪酸
（GABA）**
gamma-amino-
butyric acid グルタ
ミン酸は興奮性の神
経伝達物質である
のに対し，GABAは
抑制性の神経伝達物
質である.

アは毒性が強いので，肝臓の尿素サイクル（**オルニチン**回路）（図6-5）で毒性の低い尿素に変換されて，腎臓から尿として排出される.

アンモニアは，ミトコンドリアで2分子のATPを消費し，二酸化炭素と反応してカルバミルリン酸になる．この反応を触媒するのは，尿素サイクルの**律速酵素**であるカルバミルリン酸合成酵素である.

生成したカルバミルリン酸は，オルニチンカルバミルトランスフェラーゼの働きによってアミノ酸の一種であるオルニチンと結合し，シトルリンとなってミトコンドリアから細胞質に出る．その後は，図6-5に示す反応の経過過程でアスパラギン酸よりもう1つアミノ基を受け取りアルギニンとなり，アルギニンはアルギナーゼで加水分解され，オルニチンと尿素となり，尿素は腎臓を介して尿中に排出される.

オルニチンは，再び尿素サイクルへと戻っていく．尿素サイクルが機能するには，アスパラギン酸アミノトランスフェラーゼにより供給されるアスパラギン酸とTCAサイクルの一部（図6-6）により産生されるATPのエネルギーが必要である.

（4）脱炭酸反応

一部のアミノ酸は，種々の脱炭酸酵素（デカルボキシラーゼ）が触媒するカルボキシ基の脱炭酸反応により，カルボキシ基が脱離し，残されたアミノ基が炭素鎖を介して芳香環を結合した**モノアミン**（生理活性アミン）に変換される（図6-7，表6-2）.

脱炭酸反応には，PLPの形でビタミンB6が補酵素として必要である．グルタミン酸はそれ自体で興奮性の神経伝達物質として働くが，グルタミン酸からはさらに抑制系の神経伝達物質である**γ-アミノ酪酸（GABA）**が生成される.

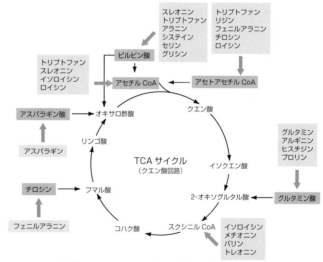

●図6-6● アミノ酸の炭素骨格の代謝経路

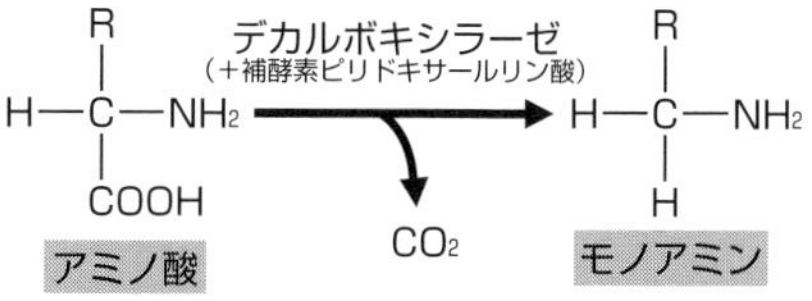

●図6-7● アミノ酸の脱炭酸反応と
モノアミンの生成

●表6-2● アミノ酸から生成する主な生理活性物質

チロシン	ドーパミン・ノルアドレナリン（伝達物質），アドレナリン・チロキシン（ホルモン），メラニン（色素）
メチオニン	タウリン（抱合），タウロコール酸（胆汁酸）
ヒスチジン	ヒスタミン（炎症誘発物質）
アルギニン	クレアチンリン酸（高エネルギー化合物）
トリプトファン	セロトニン（神経伝達物質），メラトニン（ホルモン），ナイアシン（ビタミン）
グルタミン酸	GABA（神経伝達物質），グルタチオン（抗酸化・抱合）

2）食後・食間期のたんぱく質・アミノ酸代謝

基本的に，たんぱく質は体の構成成分や生理活性物質などの各機能たんぱく質として働くために使われるので，食後直ぐにエネルギーとして使われることはなく，小腸で吸収されたアミノ酸は門脈を経由して肝臓に輸送される．肝臓では，**分岐鎖アミノ酸**（分枝アミノ酸，BCAA）以外のアミノ酸は，血漿たんぱく質（**アルブミンやグロブリンなど**）を合成し血液に放出する．

糖質の吸収による血中インスリン濃度の上昇は，骨格筋に作用して，分岐鎖アミノ酸の細胞内への取り込みを増加させ，たんぱく質合成を促進し，分解を抑制する．脳内の神経伝達物質の前駆体になる，**芳香族アミノ酸**の取り込みはインスリンによっては影響されない．

食間期では，血中インスリン濃度が低下し，血糖値がもとに戻るため，たんぱく質の合成速度が低下するとともに，体たんぱく質の分解速度が上昇する．たんぱく質の分解で生じたアミノ酸のうち，余分なものはアミノ基転移反応や酸化的脱アミノ反応によって代謝され，アミノ基は最終的には尿素に変換されて尿中に排出される．

一方，炭素骨格部分はピルビン酸・TCAサイクル中間体，アセチルCoAなどに変換されて（図6-5），様々な代謝系で利用され，最終的には二酸化炭素と水になってエネルギー（ATP）が合成される．

3）たんぱく質・アミノ酸の臓器差

体内でのたんぱく質の合成・分解において中心となる臓器は肝臓で，その特徴は，血漿中に含まれるたんぱく質およびアミノ酸の量の調節，糖新生によるアミノ酸からのグルコースの合成などである．

筋肉は，たんぱく質の合成・分解によって，血漿中のアミノ酸量の調節に大きく貢献している．筋肉中の筋原線維たんぱく質であるアクチンやミオシンには，**3-メチルヒスチジン**が含まれている．その分解産物は再利用されずに尿中に排泄されるため，それらの排泄量から筋原線維たんぱく質の異化指標として用いられている．

腎臓は尿素や腎機能の指標となる**クレアチニン**（筋肉などに含まれる**ホスホクレアチン**から生成される）などの血液中の老廃物を尿中に排泄させる働きをすることから，たんぱく質を過剰に摂取すると腎臓に負担がかかり，腎機能の低下を招くことがある．たんぱく質の過剰摂取はカルシウム排泄量を増大させるという報告もある．また，アミノ基転移反応が盛んとなり補酵素のビタミン B_6 の必要量が増す．

4）アルブミン

血漿たんぱく質のうち，最も多く含まれるたんぱく質で，全血漿たんぱく質の約60%を占める（4〜5 g/dL）．

アルブミンの主な役割は，（1）膠質浸透圧の調節，（2）血中における脂肪酸，胆汁酸，ビリルビンなどの疎水性（脂溶性）成分の吸着および運搬，（3）血液のpH緩衝作用，（4）組織へのアミノ酸の供給などである．

アルブミンは肝臓で合成され，血中へと放出されるが，健常人では，通常，この量が大きく変動することはない．そのため，アルブミンの血中濃度は，疾病や比較

分岐鎖アミノ酸（分枝アミノ酸，BCAA）
branched chain amino acids. バリン，ロイシン，イソロイシン．

アルブミン
単純たんぱく質．p.55参照．

グロブリン
単純たんぱく質，血液中では13〜20%．α，β，γに分けられ，体内の物質輸送や免疫に関与する．

芳香族アミノ酸
ベンゼン環などの芳香族基を有するアミノ酸．フェニルアラニン，トリプトファン，チロシン．

3-メチルヒスチジン
ミオシン，アクチンに含まれる遊離アミノ酸で骨格筋の代表として使われる．

クレアチニン
クレアチンの代謝最終産物で腎機能低下により，尿中に排出されずに血中に放出され，血清クレアチニン値として腎機能の指標となる．

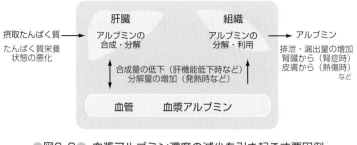

●図6-8● 血漿アルブミン濃度の減少を引き起こす要因例

的長期の栄養状態を判定する指標として用いられてきた．栄養状態が悪くなると，肝臓におけるアルブミンの合成速度と分解速度のバランスがくずれ，結果として血中へのアルブミンの供給量が低下する．同様に，肝硬変などによる肝機能障害の場合にもアルブミンの合成能が低下

するため，血中アルブミン濃度は低下する．腎障害や腎疾患（糖尿病性腎症，**ネフローゼ症候群**など）の場合には，腎機能の低下に伴って血漿中のアルブミン濃度が減少することにより低アルブミン血症が起こる（図 6-8）．

ネフローゼ症候群
血液中に含まれるアルブミンが大量に尿中に漏れ，血漿膠質浸透圧が低下し，浮腫を引き起こす．

5）急速代謝回転たんぱく質

たんぱく質の代謝回転速度は組織や臓器に特異的であり，たんぱく質の種類によっても大きく異なる．その指標として，たんぱく質の半分が分解および合成により入れ替わるのに要する時間である半減期が用いられる．

血液や肝臓，また小腸の上皮細胞などの消化器官のたんぱく質は，代謝回転が比較的速く，半減期は平均で 10 日程度とされている．また，アルブミンの半減期は約 2〜3 週間である．一方，あまり変化の認められない臓器である筋肉や骨でも，たんぱく質の代謝回転は行われており，半減期は筋肉のたんぱく質で約 180 日，骨のたんぱく質で約 240 日と長い．また，体たんぱく質全体の半減期は，平均で約 80 日である．

さらに，肝臓で合成され，血中へ放出されるたんぱく質やペプチドには半減期が非常に短い（数時間から数日）ものがあり，急速代謝回転たんぱく質（rapid turnover protein：RTP）と呼ばれる．代表的なものに，**レチノール結合たんぱく質**，**トランスサイレチン**（プレアルブミン），**トランスフェリン**などがあり（表 6-3），急激な栄養状態や疾病状態の変化による影響を受けやすいことから，短期の栄養状態の評価に用いられている．

レチノール結合たんぱく質
主に肝臓で産生される分子量約 21 kDa のたんぱく質で血中レチノール（ビタミン A）を運搬する．

トランスサイレチン
サイロキシンやレチノールを運搬する分子量約 55 kDa のたんぱく質．

トランスフェリン
主に肝臓で合成され，鉄の貯蔵や運搬に関与する分子量 80 kDa のたんぱく質．

●表6-3● 主な急速代謝回転たんぱく質

急速代謝回転たんぱく質	半減期	血漿中濃度 （mg/100 mL）	機能
レチノール結合たんぱく質	12〜16 時間	3〜7	ビタミン A を輸送する．
トランスサイレチン（プレアルブミン）	3〜4 日	20〜40	レチノール結合たんぱく質と結合
トランスフェリン	約 8 日	200〜400	鉄を輸送する．

6.2 ・・・・・・ アミノ酸の臓器間輸送

1）アミノ酸プール

アミノ酸プールには，食事から摂取したたんぱく質由来のアミノ酸のほかに，体たんぱく質が分解されて生じるアミノ酸も含まれる．両者は，互いに区別されることなく利用される．

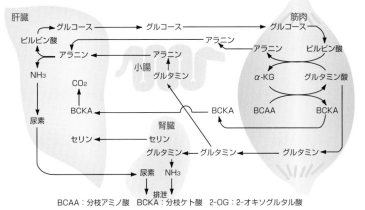

BCAA：分枝アミノ酸　BCKA：分枝ケト酸　2-OG：2-オキソグルタル酸

●図6-9● アミノ酸の臓器（組織）間輸送と代謝の関係

アミノ酸代謝は，肝臓，小腸，筋肉などで行われるが，中心は肝臓である．体内の筋肉は他の臓器に比べて量的に多いため，体内のアミノ酸プールの50％以上を筋肉が占めている．食後や空腹時，あるいは運動時など，それぞれに特徴的なアミノ酸の臓器間輸送がある（図6-9）．

食後，消化管から吸収されたアミノ酸は，約20％が分岐鎖アミノ酸（BCAA）で，

BCAA

branched chain amino acids.
分岐鎖アミノ酸，管理栄養士国家試験では分枝アミノ酸と表記しているが，いずれも可である．

糖原性アミノ酸

グルコースに変換されるアミノ酸で，体たんぱく質を構成するアミノ酸のうち，頭文字がLではじまるロイシン（leucine）とリジン（lysin）を除く18種類のアミノ酸が糖原性アミノ酸である．

カテコールアミン

ベンゼン環に2個のヒドロキシ基が結合したカテコールにアミノ基がついた有機化合物．アミノ酸の脱炭酸反応で生じる．ドーパミン，ノルアドレナリン，アドレナリンなどの物質．

分岐鎖アミノ酸は肝臓では代謝されずに大半が筋肉に直接取り込まれて代謝される．肝臓には分岐鎖アミノ酸の代謝に必要な酵素（分岐鎖アミノ酸アミノトランスフェラーゼ）が少なく，筋肉では活性が強い．分岐鎖アミノ酸は筋肉で分岐鎖α-ケト酸に変換されて，肝臓に運ばれ代謝される．分岐鎖アミノ酸のアミノ基も尿素サイクルを通じて尿素を生成し，腎臓を経由して排出される．さらに，**糖原性アミノ酸**からアミノ基が転移してできたα-ケト酸（2-オキソ酸）を原料としてグルコースを生成し，ケト原性アミノ酸からできたα-ケト酸を原料として脂肪酸を生成している．このように，肝臓は糖質や脂質の代謝だけでなくアミノ酸代謝の中心でもあり，生理状態に応じて，からだ全体の恒常性を保っている．

小腸ではグルタミンやグルタミン酸をアラニンに変換し，門脈を経由して肝臓へ運ぶとともに，それらのアミノ酸をエネルギー源としても利用している．さらに，小腸ではグルタミンやグルタミン酸からシトルリンが合成される．シトルリンは，腎臓に送られアルギニンに変換される．

腎臓では，血中からのグルタミンの取り込みとセリンの血中への放出がよく知られている．グルタミンはグルタミン酸とアンモニアに分解され，アンモニアは尿中に排出される．アンモニアは，腎臓からの酸排泄機構に重要な役割を担っており，体液のpHの調節に寄与している．グリシンから合成されるセリンは，肝臓や末梢組織へと運ばれる．

骨格筋は，からだの中で最大の組織（体重の約40％）であり，分岐鎖アミノ酸を代謝する主要な臓器である．分岐鎖アミノ酸の窒素は，アラニンやグルタミンとして骨格筋より放出され，血液中ではアラニンとグルタミンの濃度が高くなる．

脳では，脳機能に重要な**カテコールアミン**がチロシンから合成されるが，分岐鎖アミノ酸は，ドーパミンやセロトニンの前駆体となる芳香族アミノ酸の脳内への輸送を阻害する．

各臓器は，アミノ酸代謝に関してそれぞれ固有の役割をもつが，他の臓器とも連携しながら恒常性の維持に働いている．

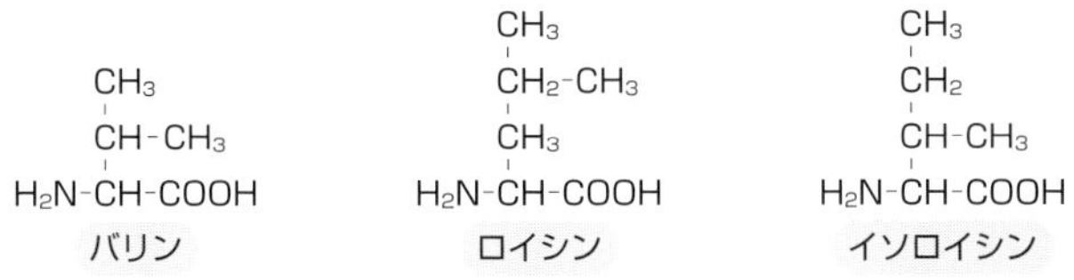

2）分岐鎖アミノ酸

$$CH_3$$
$$CH\text{-}CH_3$$
$$H_2N\text{-}CH\text{-}COOH$$
バリン

$$CH_3$$
$$CH_2\text{-}CH_3$$
$$CH_3$$
$$H_2N\text{-}CH\text{-}COOH$$
ロイシン

$$CH_3$$
$$CH_2$$
$$CH\text{-}CH_3$$
$$H_2N\text{-}CH\text{-}COOH$$
イソロイシン

●図6-10● バリン，ロイシン，イソロイシンの構造

不可欠アミノ酸である分岐鎖アミノ酸（図6-10）は，枝分かれしたアルキル基を側鎖にもっており，バリン，ロイシン，イソロイシンの3つの疎水性アミノ酸である．通常，アミノ酸のアミノ基転移反応は，酵素の活性や発現量などから肝臓を中心に行われているが，分岐鎖アミノ酸に対するアミノ基転移酵素は，筋肉に存在しているので，食事由来の分岐鎖アミノ酸は，筋肉に優先的に取り込まれて代謝反応が進行する．

分岐鎖アミノ酸からアミノ基が転移して生じた分岐鎖α-ケト酸は，**分岐鎖α-ケト酸脱水素酵素**（BCKDH）の働きによりCoA化合物（メチルマロニルCoA，アセチルCoA，アセト酢酸）に変換される．この酵素は運動時などに顕著に活性化され，分岐鎖アミノ酸代謝の代謝酵素として働く．

> 分岐鎖α-ケト酸脱水素酵素 BCKDH
> branched-chain α-ketoacid dehydrogenase,

運動中のエネルギー代謝に占めるたんぱく質からのエネルギー供給の割合は10％前後とされているが，その中に占める分岐鎖アミノ酸の割合は高いと考えられる．

分岐鎖アミノ酸は，食物たんぱく質中の不可欠アミノ酸の内の約50％を占め，筋肉でも筋たんぱく質中の不可欠アミノ酸の約35％を占めているので，筋組織や脂肪組織におけるエネルギー源として重要である．エネルギー消費が増大すると分岐鎖アミノ酸が消費され減少する．

分岐鎖アミノ酸の脳への輸送がチロシンなどの芳香族アミノ酸と競合することは先に述べたが，血液中の分岐鎖アミノ酸と芳香族アミノ酸（チロシンとフェニルアラニンの2つでトリプトファンは含まない）濃度の比率をフィッシャー比（フィッシャー比＝分岐鎖アミノ酸／芳香族アミノ酸）といい，肝機能の状態を知る指標として利用されている．健常人ではフィッシャー比は3.0〜4.0であるが，肝硬変などの慢性肝疾患により肝機能が低下し，代謝できないチロシンやフェニルアラニンが血中に蓄積する．また，エネルギー代謝増大による分岐鎖アミノ酸の減少により，フィッシャー比は1.0以下まで低下することが知られている．

6.3 ・・・・・・ 摂取するたんぱく質の量と質の評価

食品たんぱく質の栄養価は，消化吸収率とたんぱく質を構成するアミノ酸の組成で決まる．栄養学的に良質なたんぱく質は不可欠アミノ酸をバランス良く含んだたんぱく質を指し，このようなたんぱく質は効率よく体内のたんぱく質として蓄積される．

一般的に，動物性たんぱく質（鶏卵，牛乳，肉類など）のほうが消化吸収率は良く，植物性たんぱく質（米，小麦，大豆，トウモロコシ）に比べて栄養価は高い．米や小麦ではリジンが，トウモロコシではリジンとトリプトファンがそれぞれ不足している．

食品中のたんぱく質の栄養価を判定する方法には，生物学的評価法と化学的評価法がある（表6-4）．

●表6-4● 食品中のたんぱく質の栄養価を判定する方法

生物学的評価法	人や実験動物に食品たんぱく質を与えて体重増加や窒素の摂取・排泄を測定し，食品たんぱく質の利用効率を評価する．
化学的評価法	食品たんぱく質のアミノ酸組成を化学的に分析し，人が必要とする理想的な不可欠アミノ酸の構成割合と比較して栄養価を判定する．

1）窒 素 出 納

　たんぱく質は，炭水化物，脂質と同じように炭素，水素，酸素を含んでいるが，異なる点は窒素（N）を平均 16 % 含有していることである．そこで食事中の窒素量を測定し，6.25（＝100÷16）をかけることで，食事から摂取したたんぱく質量を推定することができる．この 6.25 の値を窒素たんぱく質換算係数（窒素換算係数）と呼ぶ．

　体内では，組織を構成するたんぱく質が合成と分解を繰り返し，そのときに生成したアミノ酸のアミノ基が分解されると窒素が放出される．また，食事から摂取したたんぱく質やアミノ酸のうち過剰なものは分解されて窒素を放出する．窒素は，体内ではアンモニアや尿素として排泄されるため，排泄された窒素量に 6.25 をかけると体内で代謝されたたんぱく質とアミノ酸の量を推定することができる．

　体内におけるたんぱく質の保留と損失は，食事による窒素の摂取量と尿，汗，および糞便への窒素の排泄量の差で表すことができる．この差を窒素出納という．

　食事中の摂取窒素と尿中排泄窒素の測定によって窒素出納をみることで，体内でのたんぱく質代謝の動的状態を把握することができる．

　一般に，健常成人では窒素の排泄量と摂取量は等しく，摂取たんぱく質量が過剰となっても体内にたんぱく質が蓄積されることはなく，過剰のアミノ酸は分解され窒素の排泄量が増加するだけで，窒素平衡の状態にある．成長期，妊娠期，スポーツトレーニングなどによる筋肉の増加期では，摂取窒素量が排泄窒素量よりも多いため窒素出納は正となる．飢餓やストレス状態，糖尿病，手術後，高齢者などは，体内のたんぱく質の分解が促進されるため，摂取窒素量よりも排泄窒素量が多くなり窒素出納は負となる（図6-11）．窒素出納の手法は，生物価や正味たんぱく質利用率といった，食品たんぱく質の栄養価の判定法にも応用されている．

生物価（BV）
biological value.

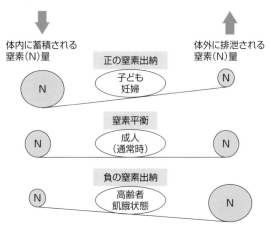

体内に蓄積される
窒素(N)量　　　　　　体外に排泄される
　　　　　　　　　　　窒素(N)量

正の窒素出納
子ども
妊婦

窒素平衡
成人
（通常時）

負の窒素出納
高齢者
飢餓状態

●図6-11● 窒素出納の正・平衡・負の状態

2）生 物 価

正味たんぱく質利用率（NPU）
net protein utilization.

たんぱく質効率比（PER）
protein efficiency ratio.

　食品たんぱく質の栄養価の生物学的評価法として，窒素出納を指標としたものに**生物価（BV）**，**正味たんぱく質利用率（NPU）**がある．また，体重の増加を指標とした，**たんぱく質効率比（PER）**などがある．

　生物価（BV）は，成長期の動物またはヒトに一定期間たんぱく質と無たんぱく質食を与え，吸収窒素量と排泄窒素量を測定し，吸収された窒素のうち体内に保留された窒素の割合をパーセントで表したものである．良質なたんぱく質であれば，

●表6-5● 主な食品たんぱく質の生物価

鶏卵	94	小麦	51
牛乳	85	大豆	73
鶏肉	74	トウモロコシ	59
精白米	64		

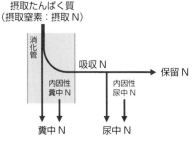

●図6-12● 代謝性窒素と内因性窒素

体内のたんぱく質として効率よく利用されるため生物価は高くなる. 生物価は, 次の式で表される. 主な食品たんぱく質の生物価の例を表6-5に示す.

$$生物価（\%）=\frac{体内保留窒素量}{吸収窒素量}\times100$$

※吸収窒素量＝摂取窒素量－（たんぱく質食摂取時の糞中窒素量－無たんぱく質食摂取時の糞中窒素量）

※体内保留窒素量＝吸収窒素量－（たんぱく質食摂取時の尿中窒素量－無たんぱく質食摂取時の尿中窒素量）

糞や尿には, 無たんぱく質食を与えた場合にも窒素の排泄がある. これを内因性窒素排泄という. 吸収窒素量や体内保留窒素量の算出には, 内因性窒素排泄を考慮する必要がある. 糞中の内因性窒素排泄には, 腸管粘膜細胞の脱落, 消化酵素, 腸内細菌などがあり, 尿中の内因性窒素排泄には, 体内たんぱく質の分解によって生じた尿素やクレアチニンなどが含まれる（図6-12）.

正味たんぱく質利用率(NPU)は, 摂取した窒素のうち体内に保留された窒素の割合をパーセントで表したものである. 生物価に消化吸収率をかけたものにあたる.

$$正味たんぱく質利用率（\%）=\frac{体内保留窒素量}{摂取窒素量}\times100=生物価\times\frac{消化吸収率（\%）}{100}$$

たんぱく質効率比（PER）は, 成長期の動物またはヒトに, 一定期間たんぱく質と無たんぱく質食を与え, たんぱく質の摂取量に対する体重増加量から算出する.

$$たんぱく質効率比（\%）=\frac{体重増加量}{たんぱく質摂取量}\times100$$

3）不可欠アミノ酸（必須アミノ酸）

たんぱく質合成に利用される20種類のアミノ酸のうち, 体内で合成することができないアミノ酸を不可欠アミノ酸という. 体内で合成できないので, 食事から摂取する必要がある. イソロイシン, スレオニン（トレオニン）, **トリプトファン**, バリン, ヒスチジン, フェニルアラニン, メチオニン, リジン（リシン）, ロイシンの9種類である. 一方, 残り11種類のアミノ酸は, 可欠アミノ酸と呼ばれ, 体内で他のアミノ酸や糖質代謝の中間代謝物から合成できる. 可欠と不可欠という分

トリプトファン
トリプトファンの1/60は生体内でナイアシンに変換される.

6
たんぱく質の栄養

類は，体内で他の成分から合成可能かどうかを示す栄養学上の区別というだけで，個々のアミノ酸の生体内における重要性を示しているわけではない．

4) アミノ酸価

食品たんぱく質の栄養価の化学的評価法として，一般的に利用されているのがアミノ酸価（アミノ酸スコア）である．化学的評価法では，食品たんぱく質に含まれる不可欠アミノ酸の組成を分析し，ヒトのたんぱく質栄養にとって理想的な不可欠アミノ酸組成（アミノ酸評点パターン）と比較して栄養価を評価する．

アミノ酸評点パターンは，2007年にFAO/WHO/UNUが発表した（表6-6）ものが用いられている．アミノ酸評点パターンにおいて，システインやチロシンは不可欠アミノ酸ではないが，それぞれメチオニン，フェニルアラニンから体内で合成され，その必要量を補うと考えて，含硫アミノ酸（メチオニン＋システイン），芳香族アミノ酸（フェニルアラニン＋チロシン）としてアミノ酸価の評価に用いられている．

食品たんぱく質のアミノ酸価を求める場合は，その食品たんぱく質1g当たりに含まれる不可欠アミノ酸量を求め，それぞれのアミノ酸量をアミノ酸評点パターンと比較する．アミノ酸評点パターンの値を100％として，食品たんぱく質のアミノ酸量を比率で表す．アミノ酸評点パターンよりも低い値のアミノ酸（パーセント表示で100％未満）を制限アミノ酸と呼ぶ．制限アミノ酸が複数ある場合は，不足する割合が最も大きい不可欠アミノ酸から順に，第一制限アミノ酸，第二制限アミノ酸，第三制限アミノ酸と呼ぶ．制限アミノ酸を含む食品たんぱく質は栄養価が低くなる．

食品のアミノ酸価は，第一制限アミノ酸含量をアミノ酸評点パターンの値で割り，パーセントで示したものとなる．制限アミノ酸がない場合は，アミノ酸価は100とする．

$$アミノ酸価 = \frac{食品たんぱく質中の第一制限アミノ酸含量}{アミノ酸評点パターンの値} \times 100$$

●表6-6● アミノ酸評点パターン（2007年FAO/WHO/UNU）

アミノ酸	たんぱく質当たりの必須アミノ酸量（mg/g たんぱく質）					
	0.5歳	1〜2歳	3〜10歳	11〜14歳	15〜18歳	成人
ヒスチジン	20	18	16	16	16	15
イソロイシン	32	31	31	30	30	30
ロイシン	66	63	61	60	60	59
リジン	57	52	48	48	47	45
含硫アミノ酸 （メチオニン＋システイン）	28	26	24	23	23	22
芳香族アミノ酸 （フェニルアラニン＋チロシン）	52	46	41	41	40	38
スレオニン	31	27	25	25	24	23
トリプトファン	8.5	7.4	6.6	6.5	6.3	6.0
バリン	43	42	40	40	40	39

●表6-7● 食品のアミノ酸価（食品標準成分表2020年版（八訂）より）

食品	アミノ酸価	第一制限アミノ酸
鶏卵	100	
牛乳	100	
肉類	100	
魚類	100	
プロセスチーズ	100	
大豆	100	
そば	100	
トウモロコシ	35	リジン
精白米	69	リジン
みかん	57	ロイシン
トマト	57	ロイシン
小麦粉	44	リジン

アミノ酸価の計算例を表6-7に示した．動物性たんぱく質食品のアミノ酸価はほとんどが100で良質たんぱく質といえるが，植物性たんぱく質食品では，大豆やそばのアミノ酸価は100であるが，精白米や小麦はリジンが第一制限アミノ酸でアミノ酸価が低い食品が多い．

5）アミノ酸の補足効果

食品たんぱく質に制限アミノ酸がある場合，その制限アミノ酸を補塡（ほてん）することで，栄養価を改善することができる．これをアミノ酸の補足効果と呼ぶ．実際の食事では，様々な食品を組み合わせて摂取することで，アミノ酸の補足効果が得られる．ただし，制限アミノ酸が2つ以上ある食品たんぱく質に1つの制限アミノ酸だけを補塡すると，もう一方の制限アミノ酸の要求量が上がって，逆に食品たんぱく質の栄養価が低下することがある．これをアミノ酸インバランスという．アミノ酸インバランスは，制限アミノ酸の組合せがリジンとトリプトファン，スレオニンとトリプトファンの場合などにみられ，1つの制限アミノ酸だけでなく，他の制限アミノ酸も同時に補足することで解消できる．

6.4 ······ 他の栄養素との関係

1）エネルギー代謝とたんぱく質

生体のエネルギー源は，炭水化物，脂質，たんぱく質である．食品から摂取したたんぱく質は，エネルギー源として利用されるとともに，体たんぱく質合成のためのアミノ酸供給源としても利用される．炭水化物や脂質に由来するエネルギー量が不足すると，摂取したたんぱく質は優先的に分解されてエネルギー源となり体たんぱく質合成に使われなくなる．一方，エネルギー源を十分に供給すると，摂取したたんぱく質は，本来の機能である体たんぱく質の合成に用いられる．これをたんぱく質節約作用という．

2）糖新生とたんぱく質代謝

空腹や絶食により血糖や肝臓のグリコーゲンが減少すると，体たんぱく質の分解が促進される．たんぱく質の分解によって生じたアミノ酸の一部（糖原性アミノ酸）は糖新生の材料として用いられる．特に筋肉ではたんぱく質の分解によって生じた分岐鎖アミノ酸（バリン，ロイシン，イソロイシン）のアミノ基がピルビン酸に転移されてアラニンとなり，血液中に放出される．アラニンは肝臓で糖新生によりグルコースに変換され，そのグルコースが再び筋肉に供給される．これをグルコース-アラニン回路という．

6

たんぱく質の栄養

7 脂質の栄養 ● ● ● ● ● ● ● ● ●

トリグリセリド
中性脂肪，トリグリセロール，トリアシルグリセロールともいう．

リポたんぱく質
脂質とたんぱく質の結合体．p.20 参照．

リン脂質
体内で脂肪が運搬・貯蔵される際にたんぱく質と結びつける役割を担い，情報伝達にもかかわる．両親媒性をもつ．

コレステロールエステル
エステル型コレステロールともいう．コレステロールに脂肪酸がエステル結合している．

糖脂質
グリコリピッド．生命現象に重要な役割をもつ．

グリセロール
三価アルコールで無色，無臭，粘稠な液体で砂糖の 60 ％の甘味がある．吸湿性が強い．

　脂質（lipid）とは，水に溶けず，ベンゼン，クロロホルム，エーテルなどのような有機溶媒に溶ける性質をもつものの総称である．

　体内の脂質は，成人では体重の約 15（男）〜25（女）％で，大部分が脂肪組織にあり，ほかには血液，細胞膜，脳神経組織などに存在し，ホルモンや胆汁酸にも含まれている．エネルギー産生栄養素の 1 つであり，1 g 当たり約 9 kcal のエネルギーを産生する．脂質は，炭水化物に比べて C-H 結合が多く含まれており，C-H 結合は，C-O 結合より引き合う力が弱い．そのためエネルギーが高く化学反応を起こしやすいので，エネルギーの貯蔵に適している．脂溶性ビタミンの溶媒として吸収を促進する働きがある．

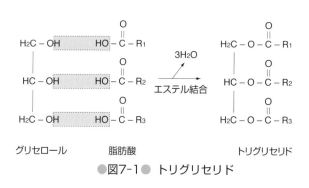

グリセロール　　　脂肪酸　　　　　　トリグリセリド
●図7-1● トリグリセリド

●表7-1● 体内の脂質の種類

名　称		構成成分	存在場所	機　能
中性脂肪	トリグリセリド ジグリセリド モノグリセリド	グリセロール，脂肪酸 3 分子 グリセロール，脂肪酸 2 分子 グリセロール，脂肪酸 1 分子	脂肪組織， 血漿	体脂肪の構成成分，エネルギー源としての働き
コレステロール	コレステロール（エステル型） コレステロール（遊離型）	コレステロール，脂肪酸 1 分子 コレステロール	血漿，脳神経組織，生体膜	生体膜成分として膜機能性に関わる
リン脂質　グリセロリン脂質	ホスファチジルコリン（レシチン） ホスファチジルエタノールアミン ホスファチジルセリン ホスファチジルイノシトール	グリセロール，脂肪酸 2 分子，リン酸，塩基（コリン） グリセロール，脂肪酸 2 分子，リン酸，塩基（エタノールアミン） グリセロール，脂肪酸 2 分子，リン酸，塩基（セリン） グリセロール，脂肪酸 2 分子，リン酸，塩基（イノシトール）	血漿，脳神経組織，生体膜	生体膜の二重層の構造を形成する，膜の内外を隔てるとともに，物質の出入りに関与
スフィンゴリン脂質	スフィンゴミエリン	スフィンゴシン，脂肪酸，リン酸，塩基（コリン）	脳神経組織	脳神経組織のミエリン鞘を構成する，神経伝達に関与
糖脂質	セレブロシド スルファチド	スフィンゴシン，脂肪酸，ガラクトース スフィンゴシン，脂肪酸，ガラクトース	脳神経組織	脳神経組織のミエリン鞘を構成する，神経伝達に関与
遊離脂肪酸			血漿	脂肪組織からホルモン感受性リパーゼの働きで遊離，エネルギー源，空腹時に上昇する

分類				脂肪酸名	炭素数	二重結合数	融点 (℃)	含有食品
鎖長による分類	短鎖脂肪酸 (炭素数6以下)			酪酸	4	0	−5.3	乳製品, バター
				ヘキサン酸 (カプロン酸)	6	0	−3.2	乳製品, バター
	中鎖脂肪酸 (炭素数8〜10)			オクタン酸 (カプリル酸)	8	0	16.5	乳製品, バター
				デカン酸 (カプリン酸)	10	0	31.6	乳製品, バター
	長鎖脂肪酸 (炭素数12以上)	飽和度による分類	飽和脂肪酸 (S) (二重結合なし)	ラウリン酸	12	0	44.8	パーム油
				ミリスチン酸	14	0	54.4	乳製品, 肉, 魚
				パルミチン酸	16	0	62.9	肉, 魚, 卵
				ステアリン酸	18	0	70.1	肉, 魚, 卵
				アラキジン酸	20	0	76.1	
				ベヘン酸	22	0	80.0	
				リグノセリン酸	24	0	84.2	
			一価不飽和脂肪酸 (M) (二重結合1個)	ミリストレイン酸	14	1	−4.5	乳製品, 肉
				パルミトオレイン酸	16	1	−0.5〜0.5	肉, 魚, 卵
				オレイン酸	18	1	13.4	植物油, 肉, 魚, 豆製品
				イコセン酸	20	1		
				ドコセン酸 (エルカ酸)	22	1		
			多価不飽和脂肪酸 (P) (二重結合2個以上) 〔二重結合の位置による分類〕 *n-6系列*	リノール酸	18	2	−5.0	植物油, 豆製品
				γ-リノレン酸	18	3	−11.0	
				ジホモ-γ-リノレン酸	20	3		
				アラキドン酸	20	4		卵, 肉, 魚
			n-3系列	α-リノレン酸	18	3	−11.0	植物油, 豆製品
				IPA (イコサペンタエン酸)	20	5		魚
				DPA (ドコサペンタエン酸)	22	5		魚, 卵
				DHA (ドコサヘキサエン酸)	22	6		魚, 卵

　脂肪組織では，トリグリセリド（TG）となって貯蔵されているが，血液中ではリポたんぱく質として，細胞膜ではリン脂質やコレステロールエステルとして，脳神経組織では糖脂質として，ホルモンや胆汁酸にはコレステロールが存在している（表7-1）．

　日常的に食品から摂取している脂質のTGは，1分子のグリセロールに3分子の脂肪酸（長鎖脂肪酸）がエステル結合している（図7-1）．食品中の脂肪酸の種類を表7-2に示す．

脂肪酸
C, H, Oの長鎖状構造で，カルボキシル基の結合した炭素から順にα，β，γと呼ぶ．P. ○参照.

7.1 　　脂質の体内代謝

　食事由来の脂質の消化は胃リパーゼによる加水分解から始まるが，大部分は十二指腸で行われる．十二指腸では，水溶性のグリセロールはそのまま吸収されるがほかは，肝臓で生成された胆汁酸によってミセルを形成し，膵リパーゼの作用を受け，モノグリセリド，遊離脂肪酸に分解され小腸粘膜細胞で吸収される．グリセロールは，解糖系に入ってエネルギーの産生と糖新生でグルコースに変換される．食品中の脂質は大部分が長鎖脂肪酸のTGで，モノグリセリドと遊離脂肪酸は，再びTGを形成し，リポたんぱく質であるカイロミクロン（CM）に取り込まれ，小腸のリンパ管，胸管を経て鎖骨下静脈血中に出て各組織に送られる（図7-2）．食品中のリン脂質，コレステロールも同様に消化・吸収され血液中に取り込まれリポたんぱく質の材料となる．

　脂質の体内代謝は，再合成されたTGを脂肪細胞にエネルギー源として貯蔵する代謝経路と，エネルギーを必要とする場合に脂肪酸を分解（β酸化）してアセチル

ミセル
界面活性剤の分子またはイオンが水溶液中でコロイド状になった粒子.

モノグリセリド
グリセロールに1分子の脂肪酸がエステル結合している.

遊離脂肪酸
生体内でエステルになっていない脂肪酸. 血漿アルブミンと結合し, 肝臓に運ばれてエネルギー源となる.

7

脂質の栄養

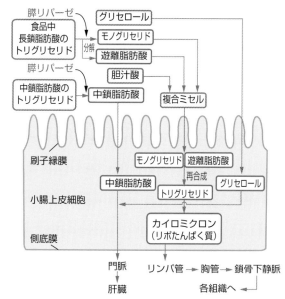

カイロミクロン
chylomicron. 表7-3
参照.

コレステロール
エステル型と遊離型
があり, 総称してい
う場合と遊離型を指
す場合がある. 血中
では70％がエステ
ル型, 30％が遊離型.

β酸化
脂肪酸の酸化分解で
エネルギーを産生す
る.

ケトン体
グルコースが枯渇し
たときの脳へのエネ
ルギー源. p.73参照.

●図7-2● 脂質の体内代謝

（武田英二監：栄養学（新クイックマスター）, p.50, 医学芸術社,
2007より改変）

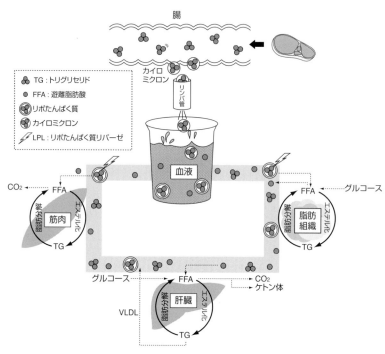

●図7-3● LPLによるリポたんぱく質の代謝

CoA を経て TCA サイクルへ入る経路と**ケトン体**や脂肪酸を産生する経路がある.
エネルギーの貯蔵と供給のどちらも**アセチル CoA** がキーワードとなる.

1）食後・食間期の脂質代謝

　食後は, その日の日常生活に必要な当面のエネルギーは, 糖質から供給されるた

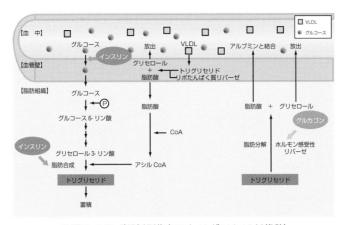

●図7-4● 脂肪組織中のトリグリセリド代謝

リポたんぱく質リパーゼ（LPL）
（lipoprotein lipase）
血液中のリポたんぱく質中の TG を脂肪酸とグリセロールに分解する酵素.

VLDL
超低比重リポたんぱく質.

インスリン
血糖値降下作用のホルモン.

ホルモン感受性リパーゼ
（hormone-sensitive lipase：HSL）
主に脂肪細胞内に存在し，体脂肪として貯蔵されている TG を脂肪酸とグリセロールに分解する酵素.

グリセロールキナーゼ
グリセロールの代謝の第1段階のリン酸化酵素.

グルカゴン，アドレナリン
いずれも血糖値上昇作用をもつホルモン.

め脂質をすぐにはエネルギーに変える必要はないので摂取した脂質は，分解後 TG に再合成して貯蔵する．食後に血漿が白くにごるのは，食事由来の TG が CM となり血中濃度が増加することによるものである（図7-3）．食後，血中のリポたんぱく質は，毛細血管に存在しているリポたんぱく質リパーゼ（LPL）によって分解される（CM 中の TG は約 85%，VLDL 中の TG は約 55%）．脂肪酸は遊離脂肪酸（FFA）となって血液中に放出され末梢組織細胞に取り込まれる．食後はインスリン分泌がさかんになるので LPL 活性は高まる．

　脂肪酸は脂肪組織で TG に再合成される．糖質を十分に含む食事では，脂肪酸合成の素材となるアセチル CoA や合成反応に必要な補酵素 NADPH が十分に供給されるので脂肪組織では TG 合成が高まる．

　食間期や空腹時はホルモン感受性リパーゼ（HSL）が活性化されて脂肪組織中の TG をグリセロールと遊離脂肪酸に分解する．遊離脂肪酸はアルブミンと結合して血液中を輸送され，肝臓，腎臓，心臓，筋肉，脂肪組織などに取り込まれてエネルギー源として利用される．グリセロールは，脂肪細胞では，グリセロールキナーゼ活性が低いため，グリセロール 3-リン酸（G3P）が生成されず，そのまま血液中に放出され，肝臓に運ばれてグルコースをつくり出す糖新生に利用される．HSL はグルカゴンやアドレナリンで活性が高まり，インスリンでは活性が低下する．

2）脂質代謝の臓器差

　肝臓は脂質代謝の中心的役割を担っている．肝臓でアセチル CoA から脂肪酸を合成し，TG を生成する．生成された TG は VLDL として末梢組織に輸送される．また，コレステロール，リン脂質，胆汁酸も肝臓で生成される（p.78 参照）．

　脂肪細胞では，肝細胞に比べてミトコンドリアが少ないので，脂肪酸の合成の前駆体，中間代謝産物，補酵素などは血液からの供給に依存している．

　TG の合成はグリセロール 3-リン酸（G3P）にアシル CoA が付加するところから始まるが，脂肪細胞では，グリセロールをリン酸化するグリセロールキナーゼ活性が低いため，G3P は，解糖系から提供される．同様の理由から，脂肪細胞で生成されたグリセロールは脂肪細胞では利用されず，血液中に放出され肝臓に運ばれる（図7-4）．

1）リポたんぱく質

アポたんぱく質
リポたんぱく質を構成するたんぱく質. 酵素を活性化したり, 受容体に結合する. よく似たリポたんぱく質が各組織で間違いなく処理されるため, 例えば宅配便の荷札のような役割をもつ.

　脂質は水に溶けにくいので親水基をもつ**アポたんぱく質**と結合してリポたんぱく質の形で血漿中に存在する（図7-5）. リポたんぱく質は比重によって6種類に分類される. その種類, 組成, 機能を表7-3に示す.

（1）カイロミクロンは外因性脂質の運搬役で, 最終的には肝臓の受容体に結合して取り込まれて処理される.

（2）VLDLは内因性脂肪の運搬役で, 肝臓や各組織のLDL受容体に結合して取り込まれ, コレステロールを供給する.

（3）IDL, LDLはコレステロールを肝臓から末梢組織に運搬する. 組成ではコレステロールエステルが約33～37%である.

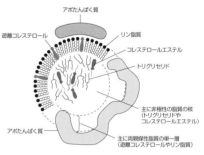

●図7-5● 血漿リポたんぱく質の構造

●表7-3● リポたんぱく質とその組成

略語	名称	直径（nm）	比重	電気泳動	たんぱく質	リン脂質	コレステロール	コレステロールエステル	トリグリセリド	おもなアポたんぱく質	合成部位	機能
					組成（重量%）							
CM	カイロミクロン	80～1000 大	<0.95 軽	原点	02	06	02	05	85	A-I, A-II A-IV, B-48 C-1, C-II, C-III	小腸	食物から吸収されたトリグリセリドをリンパ管経由で末梢の組織（筋肉, 心臓, 脂肪組織）へ運ぶ. 外因性脂肪の運搬役
VLDL	超低比重リポたんぱく質	30～75	0.95～1.006	preβ	08	18	07	12	55	B-100 C-I C-II, C-III	肝臓, 小腸	肝臓や小腸で合成されたトリグリセリドを末梢組織（脂肪組織, 筋肉, 心臓）へ運ぶ. 内因性脂肪の運搬役
IDL（VLDLレムナント）	中間比重リポたんぱく質	22～30	1.006～1.019	preβ～β	18	12	13	33	24	B-100	血中（VLDLから）	コレステロールの肝臓から末梢組織への運搬（中間体）
LDL	低比重リポたんぱく質	19～22	1.019～1.063	β	23	22	08	37	10	B-100	血中（IDLから）	コレステロールの肝臓から末梢組織への運搬役
HDL₂	高比重リポたんぱく質	8.5～10.0	1.063～1.125	α	42	29	06	18	05	A-I, A-II A-IV C-I, C-II, C-III	肝臓	コレステロールの末梢組織から肝臓への運搬役
HDL₃		7～8.5 小	1.125～1.210 重	α	58	23	03	12	04	A-I, A-II A-IV C-I, C-II, C-III		

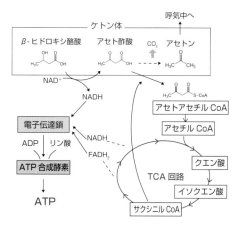

●図7-6● ケトン体の利用

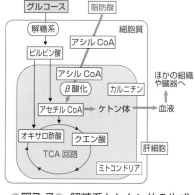

●図7-7● 解糖系とケトン体の生成

レシチン-コレステロールアシル転移酵素（L-CAT）
（lecitin-cholesterol acyltransferase）
遊離コレステロールにレシチンの脂肪酸を転移してコレステロールエステルを生成する酵素. 肝臓でのみ合成される.

遊離脂肪酸
（free fatty acid : FFA）
エネルギー源とならない場合は TG として貯蔵される.

インスリン抵抗性を高める
インスリン感受性が悪く血糖値が低下しない状態.

β酸化
脂肪酸の β 位にある炭素の結合が切断されて, アセチル CoA を生成すると同時に残りの炭素骨格に CoA を結合させる反応. 体脂肪を分解するシステム.

アセチル CoA
β酸化の最終物質でオキサロ酢酸と結合して TCA サイクルで代謝される. 脂肪酸やコレステロール生合成の素材にもなる.

β-ヒドロキシ酪酸
CH₃CH(OH)CH₂COOH

アセト酢酸
CH₃COCH₂COOH

アセトン
CH₃COCH₃

（4）HDL₂, HDL₃ は**レシチン-コレステロールアシル転移酵素（L-CAT）**と結合し, 遊離コレステロールを末梢組織から肝臓に運搬するので, 動脈壁や組織細胞膜に存在するコレステロールを減少させる作用がある.

2）遊離脂肪酸

　血液中の脂肪酸のうち, TG やリン脂質, コレステロールエステルなどに結合していない脂肪酸で, 遊離の形で存在するものを, **遊離脂肪酸**と呼ぶ. 血中では, 80〜90％がアルブミンと結合して輸送され, 肝臓, 心臓, 骨格筋などに取り込まれてエネルギー源として利用される. これらの臓器の細胞が消費するエネルギーの50〜60％を賄っている. エネルギーとならない場合は TG として脂肪細胞に蓄積される. 内臓脂肪は皮下脂肪に比べ, 遊離脂肪酸の取り込みや放出が活発に行われ, 直接肝臓へも運ぶことができるので, グルコース生成を高め血糖値を上昇させる. 肥満者では遊離脂肪酸の血中濃度が高くなり, 脂質異常症や**インスリン抵抗性を高める**. 空腹時・飢餓では血中遊離脂肪酸濃度が高くなる.

　血液中の脂肪酸は, 大部分は一価不飽和脂肪酸のオレイン酸（C18：1）である.

3）ケトン体

　ケトン体は, 肝臓や腎臓で生成される物質で, アセチル CoA から生成される. エネルギー不足時に糖新生が行われる場合, 肝臓のミトコンドリア内では, 脂肪酸分解（β酸化）によって生成される $NADH_2^+$ 濃度が上昇するので, 生成される**アセチル CoA** は, TCA 回路で酸化分解されず, ケトン体（**β-ヒドロキシ酪酸, アセト酢酸, アセトン**）生成がさかんになる（図7-6, 図7-7）.

　水溶性で, 運搬用のたんぱく質の助けがなくても細胞膜や血液脳関門を容易に通過し, 骨格筋, 心臓, 腎臓, 脳など多くの臓器に運ばれエネルギー源となる. 脳にとってはグルコースが枯渇したときの唯一のエネルギー源となる.

　エネルギー産生に使われるのはアセト酢酸のみで, β-ヒドロキシ酪酸はアセト酢酸に変換されて, 初めてエネルギー代謝に使用される. ただし, 肝臓ではアセト酢酸は, アセトアセチル CoA に活性化する 3-ケト酸 CoA トランスフェラーゼが

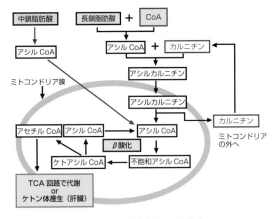

代謝性アシドーシス
10 章（p.111）参照.

**アシル CoA シンテ
ターゼ**
脂肪酸チオキナーゼ
ともいう.

脂肪酸アシル CoA
脂肪酸と補酵素 A
（CoA）がチオエス
テル結合した物質.

β 酸化酵素群
アシル CoA デヒド
ロゲナーゼ，エノイ
ル CoA ヒドラター
ゼ，3 ヒドロキシア
シル COA デヒドロ
ゲナーゼ，β ケトア
シル CoA チオラー
ゼ.

アシル CoA
脂肪酸に CoA が結
合した物質.

カルニチン
肝臓や腎臓でリジン
やメチオニンから合
成される.

● 図7-8 ● 脂肪酸の β 酸化

欠損しているためエネルギー
産生はできない.

アセトンは，ほとんど肺で
気化され呼気から排出される.
ケトン体が過剰に合成されて
血中濃度が上がると体液は酸
性に傾き，**代謝性アシドーシ
ス**を引き起こす.

β 酸化とはミトコンドリア
内で，**アシル CoA シンテタ
ーゼ**で脂肪酸を酸化して脂肪
酸アシル CoA を生成し，そ

こからアセチル CoA とエネルギーを産生する細胞内の代謝経路である．アシル
CoA の β 位（末端のカルボキシル基から 2 番目）の炭素が順次酸化される 4 段階
の反応である．反応が一巡するごとに 2 個の炭素原子が脂肪酸から離れ，アセチル
CoA が 1 分子生成される．肝臓，心臓，腎臓では，**β 酸化酵素群**の活性が強く，
エネルギーのほとんどを脂肪酸に依存しているが，脳では，β 酸化系酵素が存在し
ないため，脂肪酸をエネルギー源として利用することはできない.

脂肪酸が長鎖脂肪酸（C_{12}〜C_{24}）の場合，ミトコンドリア内膜は**アシル CoA** を
透過させないため，**カルニチン**（膜中に保持される補因子様物質）が脂肪酸アシル
CoA の運搬体（**カルニチンシャトル**）の役割を果たしている（図7-8）.

7.3 ‥‥‥‥ 貯蔵エネルギーとしての作用

1）トリグリセリド合成

トリグリセリドは，肝臓をはじめほとんどの組織で合成される．合成経路は，
G3P に 2 分子の脂肪酸アシル CoA が結合して 1- アシルグリセロール 3- リン酸
（リゾホスファチジン酸）が生じ，さらに 1 分子の脂肪酸アシル CoA が結合して
1,2- ジアシルグリセロールリン酸（ホスファチジ
ン酸）が生じる．ホスファチジン酸は，ホスファ
チジン酸ホスホヒドロラーゼで脱リン酸化されて
1,2- ジアシルグリセロールになり，これに 1 分子
の脂肪酸アシル CoA が結合し，TG が生成され
る（図7-9）．G3P の供給源は，解糖系で生じた
ジヒドロキシアセトンリン酸および遊離のグリセ
ロールである．肝臓，脂肪細胞，腎臓，授乳中の
乳腺で活発に行われる経路では，グリセロールは
グリセロールキナーゼにより G3P になる.

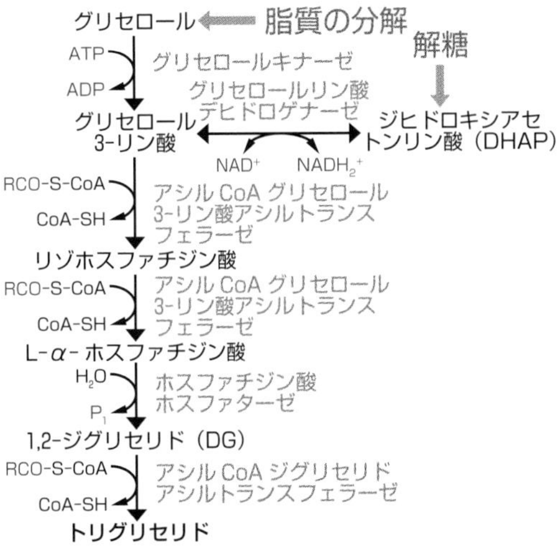

TG は余剰のエネルギー源で，その貯蔵量は体
たんぱく質と同程度で体重の約 20％程度であり，
優に 1 カ月分を超えるエネルギーの備蓄となる.

血漿リポたんぱく質に含まれている TG は，

● 図7-9 ● トリグリセリドの合成

LPL で分解され，FFA となり，肝臓または脂肪細胞に取り込まれ，これに CoA が結合してアシル CoA となり TG に再合成される（図 7-3）．

2）脂肪細胞の役割

脂肪細胞には，白色脂肪細胞と褐色脂肪細胞がある．白色脂肪細胞は全身に存在し，数は 250〜300 億個で直径は 70〜90 μm 程度，肥大化すると 130〜140 μm まで大きくなる．褐色脂肪細胞は肩甲骨，首の後ろ，腎周囲，心臓周囲などに存在し，直径 20〜40 μm で，**脱共役たんぱく質**の作用で熱を産生し，体温の保持に役立てる．さらに，皮下にベージュ脂肪細胞の存在が明らかとなり，褐色脂肪組織同様の働きがあると考えられている（第 4 章 p.36 参照）．

脂肪細胞は肥大化すると，脂肪細胞から遊離脂肪酸が遊離され，**プロテインキナーゼ C** を活性化し，最終的には GLUT4 が機能しにくくなり，**インスリン抵抗性**となってグルコースが細胞に取り込まれにくくなる．

1994 年，肥満遺伝子レプチンが発見され，脂肪細胞が様々な**生理活性物質**（アディポサイトカイン）を分泌していることが判明した．

近年，脂肪組織に多くの脂肪幹細胞が見出され，脂肪幹細胞移植など再生医療の分野でも注目されている．

7.4 ⋯⋯⋯⋯ コレステロール代謝の調節

ステロイド（steroid）とは，六角形と五角形の 4 つの環状構造からなるステロイド骨格をもつ化合物である．ステロイド骨格の 3 位に水酸基（OH）をもつステロイドの総称をステロール（sterol）といい，代表的な物質が**コレステロール**である．このステロイド骨格の 3 位の水酸基に脂肪酸が結合したものをエステル型，結合していないものを遊離型と呼ぶ．

1）コレステロールの合成，輸送，蓄積

コレステロールは細胞膜の主要構成成分として，また胆汁酸，副腎皮質ホルモン，性ホルモン，ビタミン D などの前駆体として必須な脂質である．食事から摂取されるコレステロール（外因性）は 200〜500 mg/日で，そのうち 40〜60％が吸収される．

体内では，肝臓で約 12〜13 mg/kg 体重/日のコレステロールが合成される（内因性）．体重 50 kg の人では 600〜650 mg/日である．コレステロールはエネルギー源にならないが体内では常に一定量のコレステロールが必要なため，食事で摂り過ぎた場合は合成を抑制する．コレステロールは，主に肝細胞の**小胞体**や細胞質でつくられるが，小腸，副腎皮質，皮膚，大動脈，精巣においても合成される．コレステロールは体内では β 酸化で生じるアセチル CoA を原料にして数十段階の酵素反応を介して合成される．アセチル CoA が 2 個結合し，アセトアセチル CoA になり，さらにアセチル CoA が結合し，**HMG-CoA** になり，還元酵素の働きでメバロン酸になる．数段階の過程を経てスクワレンになり，コレステロールのステロイド骨格ができ，さらに数段階を経てコレステロールが完成する（図 7-10）．

コレステロール合成は，アセチル CoA が十分蓄積できる休息時や過食などエネ

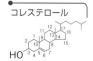
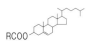

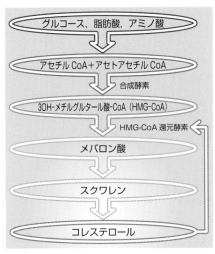

●図7-10● コレステロールの体内合成

ルギー源を急速に摂り入れたときにさかんになる．そのため運動によるコレステロール値改善効果が報告されている．

外因性・内因性のコレステロールは，リポたんぱく質となって血流によって移動する．LDL にはコレステロールエステルが約 40% 含まれ，各細胞にコレステロールを運ぶ役割をしている．これらは，細胞膜の成分やステロイドホルモンの原料となる．

一方，組織の各細胞から余剰のコレステロールを受け取り，肝臓に運ぶのは HDL で，コレステロールエステルの含有量は 10～15% 程度である．肝臓に運ばれたコレステロールは肝臓で胆汁酸の材料にもなる（図7-11）．

コレステロールは過剰になると**アシル CoA コレステロールアシルトランスフェラーゼ（ACAT）**によりコレステロールエステルに変換され脂肪滴として細胞質に貯蔵される．

● アシル CoA コレステロールアシルトランスフェラーゼ（ACAT）
アシル CoA とコレステロールを基質として，コレステロールをコレステロールエステルにする酵素．

2）フィードバック調節

TG が栄養状態に応じて合成され蓄積が進むシステムであるのに対して，コレステロールはフィードバック調節によって一定量を保つように調節されている．

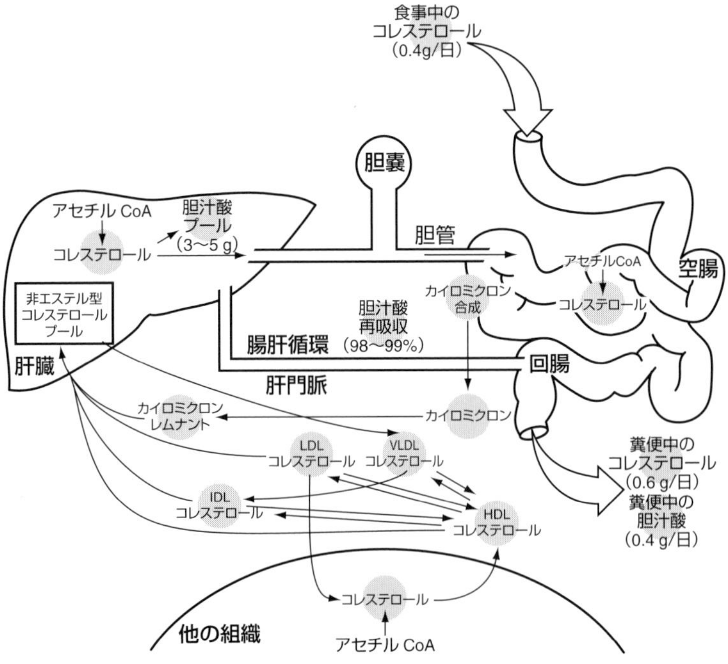

●図7-11● ヒトの組織間におけるコレステロールの運搬

律速酵素
一連の反応が酵素によって触媒される場合、その一連の反応の中で、最も酵素活性量が少なく、そこの反応が全体の速さを決めている場合、その反応を触媒する酵素.

フィードバック調節
最終代謝産物がある特定の生合成経路に特有の鍵酵素の活性を変化させることによって、代謝を調節する仕組み.

SREBP
(sterol regulatory element-binding protein)
ステロール制御要素結合たんぱく質、膜結合型転写因子である.

HMG-CoA 還元酵素は、コレステロールの生合成を調節する**律速酵素**で、最終産物であるコレステロール量が増加すると活性が低下する. 一連の反応系において、最終産物によって、酵素の活性が阻害される**フィードバック調節**である（図7-10）.

コレステロールの生合成の調節は小胞体内の転写段階で行われる. 細胞内コレステロール量が減少すると、小胞体の転写因子 SREBP が活性化されて核へ移行し、核内で HMG-CoA 還元酵素遺伝子と、LDL 受容体遺伝子の転写を促進する. これにより、コレステロールの合成と、細胞外からのコレステロールの取り込みが増加し、細胞内のコレステロール量は増大する. 細胞内のコレステロール量が増加すると、転写因子 SREBP が不活性となり、HMG-CoA 還元酵素の合成と、LDL 受容体の発現が抑制され、細胞内のコレステロール量は減少する.

HMG-CoA 還元酵素は、生成したコレステロールやメバロン酸からフィードバック阻害を受ける.

HMG-CoA 還元酵素を阻害する HMG-CoA 還元酵素阻害剤がコレステロール低下薬として効果があることが知られている.

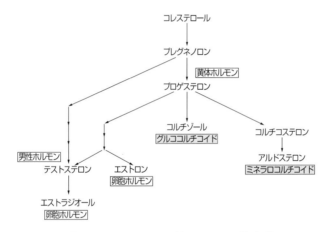

●図7-12● ステロイドホルモンの生合成

●表7-4● 主なステロイドホルモンの種類と生理作用

ステロイドホルモン	分泌器官	標的器官	主な生理作用
糖質コルチコイド（グルココルチコイド）	副腎皮質	肝臓，骨格筋など	代表的な糖質コルチコイドはコルチゾールとコルチゾンである. 主な働きは糖新生促進である. その他、抗炎症作用、抗アレルギー、抗体産生作用など多くの働きがある. [過剰症] クッシング病、[欠乏症] アジソン病
アンドロゲン	精巣	全身	アンドロゲンはテストステロン、エピアンドロステロンなどいくつかのホルモンの総称であるが、主としてアンドロゲン活性をもつものはテストステロンである. テストステロンは男性の第二次性徴を促進する働きがある. [欠乏症] 女性化
エストロゲン	卵巣	子宮・乳腺など	エストロゲンはエストラジオール、エストロン、エストリオールの総称で、女性生殖器の発育や乳腺の成熟といった第二次性徴の発現を促す. [欠乏症] 成熟遅延、閉経
プロゲステロン	卵巣	子宮・乳腺など	子宮粘膜からの粘液分泌を促進して受精卵が着床できる状態をつくり、卵胞の成熟を抑えて排卵を抑制するなど、妊娠準備状態をつくり出す作用がある. また乳腺の成熟を助け、体温を上げる作用もある. [欠乏症] 不正子宮出血

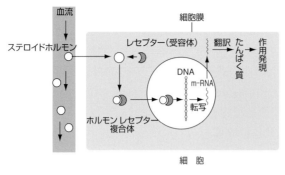

●図7-13● ステロイドホルモンの作用機序

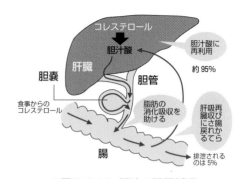

●図7-14● 胆汁の腸肝循環

3）コレステロール由来の体成分

コレステロール由来の体成分には，細胞膜，胆汁酸，ステロイドホルモンなどがある．ステロイドホルモンは，ステロイドを基本骨格とするホルモンの総称で，コレステロールを原料に，副腎皮質と生殖腺（睾丸・精巣，卵巣，胎盤）で合成される．主なステロイドホルモンには，糖質コルチコイド（副腎皮質ホルモン），テストステロンやアンドロゲン（男性ホルモン），エストロゲン（女性ホルモン），プロゲステロン（黄体ホルモン）がある（表7-4）．

これらのホルモンの生成過程は，コレステロールがまず**プレグネノロン**へと変換し，プレグネノロンからプロゲステロンを経てコルチゾールやアルドステロンが合成される．またプレグネノロンから，テストステロンを経て**エストラジオール**が生成される（図7-12）．作用機序は図7-13に示す．

4）胆汁酸の腸肝循環

胆汁酸は，肝臓でコレステロールより生合成されるステロイド化合物で，一次胆汁酸といい，小腸に分泌された後に腸内細菌により代謝された二次胆汁酸と区別される．一次胆汁酸には，コール酸，ケノデオキシコール酸があり，二次胆汁酸には，デオキシコール酸，リソコール酸がある．

胆汁酸の約95%は回腸において**胆汁酸トランスポーター（IBAT）**により再吸収され，肝臓に戻る．このサイクルを腸肝循環と呼ぶ．再吸収されなかった胆汁酸は便中に排泄される．生体からの唯一のコレステロール排出経路は胆汁として小腸に排出する経路である（図7-14）．食物繊維は胆汁酸の排泄を増加させ，あるいはコレステロールの小腸からの吸収を低下させる効果がある．

プレグネノロン
ステロイドホルモン生合成の代謝中間体．副腎，卵巣，生殖腺のミトコンドリアに存在する．

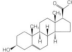

エストラジオール
エストロゲンの一種．

胆汁酸
胆汁の成分の1つ（ビリルビリン，コレステロール，胆汁酸塩，水）．90%は水分．

胆汁酸トランスポーター（IBAT）
ileal bile acid trans porter.

7.5 ······ 摂取する脂質の量と質の評価

1）脂肪エネルギー比率

「日本人の食事摂取基準（2020年版）」では，脂質の食事摂取基準は，炭水化物やたんぱく質の摂取量を考慮に入れて設定する必要があるため，総エネルギーに占める割合であるエネルギー比率（%エネルギー：%E）で示されている．脂質エネルギー比率の目標量（1歳以上）は男女ともに20〜30%Eで設定されている．

飽和脂肪酸は，生活習慣病発症予防の観点からエネルギー比率（%E）で示され，

飽和脂肪酸の目標量（18歳以上）は，男女ともに7%E以下に設定されている．

コレステロールに目標量は設定されていないが，これは許容される摂取量に上限が存在しないことを保証するものではない．また，脂質異常症の重症化予防の目的からは，200 mg/日未満に止めることが望ましい．

トランス脂肪酸は，WHOの目標の1%E未満が望ましく，できるだけ低くとどめることが望ましい．

脂質については，構成成分である脂肪酸の質への配慮を十分に行う必要がある．

2）必須脂肪酸

体内の脂肪酸は，アセチルCoAがアセチルCoAカルボキシラーゼによりマロニルCoAになり，マロニルCoAは，脂肪酸合成酵素により，2個ずつ炭素数が増やされて炭素数16の**飽和脂肪酸（SFA）**のパルミチン酸（$C_{16:0}$）がつくられ，鎖が延長してステアリン酸（$C_{18:0}$）となり不飽和化によって**一価不飽和脂肪酸（MUFA）**のオレイン酸（$C_{18:1}$）ができる．さらに，不飽和化されると**多価不飽和脂肪酸（PUFA）**のリノール酸（$C_{18:2}$）やα-リノレン酸（$C_{18:3}$）が生成されるが，人の体内ではこれらをつくることができない．リノール酸とα-リノレン酸は食物から摂取しなければならない**必須脂肪酸（EFA）**である．アラキドン酸，**ドコサヘキサエン酸（DHA）**，**イコサペンタエン酸またはエイコサペンタエン酸（IPA/EPA）**も正常な機能には不可欠な脂肪酸である．

3）n-6系脂肪酸，n-3系脂肪酸

脂肪酸は炭化水素鎖の二重結合の位置によってn-6系脂肪酸，n-3系脂肪酸に分類される（図7-15）．脂肪酸のメチル基の炭素を1番として数え，二重結合が初めて出現する炭素が6番目の脂肪酸をn-6系脂肪酸，3番目の脂肪酸をn-3系脂肪酸という．n-6系脂肪酸は，大豆油，コーン油，サフラワー油などに，n-3系脂肪酸は，エゴマ油，シソ油，魚油などに多く含まれる．

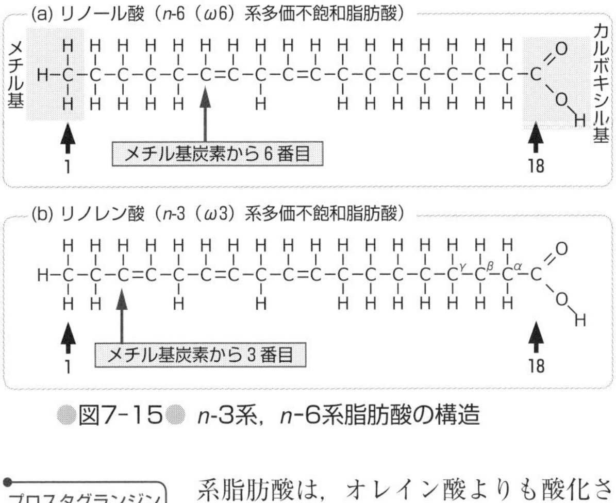

n-6系脂肪酸には，リノール酸，γ-リノレン酸，アラキドン酸などがあり，日本人で摂取されるn-6系脂肪酸の98%はリノール酸である．リノール酸は同じn-6系のγ-リノレン酸やアラキドン酸などへ代謝され**プロスタグランジンE2**のような生理活性物質の材料となる．健康な日本人には，n-6系脂肪酸の欠乏が原因と考えられる皮膚炎などの報告はないので，目安量が示されている．n-6系脂肪酸は，オレイン酸よりも酸化されやすい．

n-3系脂肪酸には，食用調理油由来のα-リノレン酸と魚由来のIPA，DHAなどがある．体内に入ったα-リノレン酸は一部がIPAやDHAに変換される．α-リノレン酸は生体内で合成できず，欠乏すると皮膚炎などが発症する．日本人で最も

●図7-15● n-3系，n-6系脂肪酸の構造

トランス脂肪酸
トランス型の二重結合をもつ不飽和脂肪酸．天然の動植物の脂肪中に少し存在する．LDLコレステロールを増加させ心血管疾患のリスクを高めるといわれる．

飽和脂肪酸（SFA）
saturated fatty acids.

一価不飽和脂肪酸（MUFA）
monounsaturated fatty acids.

多価不飽和脂肪酸（PUFA）
polyunsaturated fatty acids.

必須脂肪酸（EFA）
essential fatty acids.

ドコサヘキサエン酸（DHA）
docosahexaenoic acid.

イコサペンタエン酸（IPA/EPA）
icosa pentaenoic acid/eicosa pentaenoic acid.

プロスタグランジンE2
発熱や骨吸収，陣痛促進や治療的流産に用いられる．

摂取量が多いのはα-リノレン酸で，IPA，DHA は，認知機能低下や認知症の予防効果も期待されている．

DHA は特に神経シナプスや網膜の光受容体に多く存在し，神経組織の重要な構成脂質である．妊娠中は，胎児のこれらの器官形成のためにより多くのn-3 系脂肪酸の摂取が必要とされる．

4）飽和脂肪酸，一価不飽和脂肪酸，多価不飽和脂肪酸

脂肪酸は，炭化水素鎖の二重結合の有無とその数によって，二重結合が 0 の飽和脂肪酸（SFA），1 個の一価不飽和脂肪酸（MUFA），2 個以上の多価不飽和酸（PUFA）に分類される（表 7-2）．

体内では，細胞膜や貯蔵 TG としてのエネルギーの材料には飽和脂肪酸（パルミチン酸やステアリン酸）が使われる．また，パルミチン酸には血中コレステロール上昇作用はなく，ステアリン酸と一価不飽和脂肪酸のオレイン酸は，LDL コレステロールを減少させ HDL コレステロールを増加させる働きがある．さらに，オレイン酸は小腸で消化吸収されにくく，腸に刺激を与えるので便秘の解消にも役立つといわれている．

多価不飽和脂肪酸のリノール酸やα-リノレン酸は，細胞膜を構成するリン脂質の一部で，体内では活性酸素で酸化されやすく過酸化脂質になりやすい．増加した過酸化脂質は，細胞膜の機能を損傷し様々な障害を引き起こす．しかし，IPA や DHA には，血中 LDL コレステロール濃度を低下させて，血流を促進させ，血栓形成防止効果があり血栓症を予防する．

5）脂肪酸由来の生理活性物質

生体膜の脂質（グリセロリン脂質，スフィンゴ脂質，ステロール）から生理活性物質（エイコサノイド）がつくられる．中でもアラキドン酸由来の生理活性物質には，代表的なものとしてプロスタグランジン（PG），トロンボキサン（TX），ロイコトリエン（LT）がある．主な生理作用を表 7-5 に示す．生理活性物質は，ホルモンのような生理活性をもつが，寿命が数十秒から数分と短いため，生成した局所でのみ作用する．

●表7-5● 主なエイコサノイドの生理作用

基質となる脂肪酸	エイコサノイド名	産生される組織，臓器	生理作用
アラキドン酸 （n-6 系）	プロスタサイクリン（PGI$_2$） （プロスタグランジン I$_2$）	血管内皮細胞， 血管中膜平滑筋細胞	抗血小板凝集，血管拡張，気管支弛緩
	トロンボキサン A$_2$（TXA$_2$）	血小板	血小板凝集亢進，血管収縮，気管支収縮
	ロイコトリエン B$_4$（LTB$_4$）	白血球	白血球活性化
EPA （n-3 系）	プロスタグランジン I$_3$（PGI$_3$）	血管内皮細胞， 血管中膜平滑筋細胞	抗血小板凝集，血管拡張，気管支弛緩
	トロンボキサン A$_3$（TXA$_3$）	血小板	TXA$_2$ と同じ働きであるがその作用は弱い
	ロイコトリエン B$_5$（LTB$_5$）	白血球	気管支収縮

1）ビタミン B₁ 節約作用

糖質が分解される場合，ピルビン酸からアセチル CoA になり，TCA サイクルに入っていく必要があるが，この反応には，ビタミン B₁（TPP：チアミンピロリン酸）が必要である．しかし脂肪酸は β 酸化によってアセチル CoA を生じて TCA サイクルへ入るのでビタミン B₁ を節約できる．これを脂肪のビタミン B₁ 節約作用という．

2）エネルギー源としての糖質の節約

無酸素性運動では糖質がエネルギー源として使われるが，**有酸素性運動**では，脂質と糖質がエネルギー源になる．運動強度が低い場合は脂質を主なエネルギー源とし，運動強度が最大酸素摂取量の 65％に達すると血中脂肪酸の利用割合は低下し，筋グリコーゲンの利用割合が高まる（図7-16）．

筋肉内にある ATP は 7 秒ほどで消費され，グリコーゲンから ATP を生成しても 30 秒程度で使いきるので短時間しかエネルギーがもたない．有酸素性運動では，運動開始直後は血中にある脂肪酸がエネルギーとして使われ，筋肉が収縮する際に酸素を多く使い，脂肪を効率よく分解できる．筋肉中のミトコンドリアが増加すると脂質を代謝しやすくなり糖質を温存することができる．

> **無酸素性運動**
> 酸素を使わずに，筋肉に貯め込まれた糖をエネルギー源として行う，短時間に強い負荷がかかる筋トレや短距離走などの運動．

> **有酸素性運動**
> エアロビック運動．ジョギング・ウォーキング・水泳・サイクリングなど，軽〜中程度の負荷をかけて継続的に行う運動．

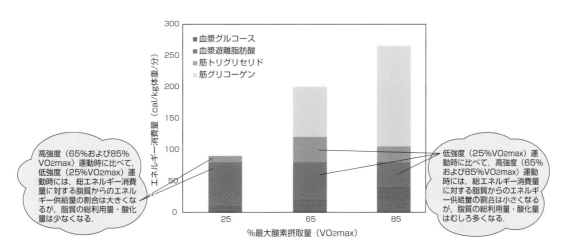

高強度（65％および85％VO₂max）運動時に比べて，低強度（25％VO₂max）運動時には，総エネルギー消費量に対する脂質からのエネルギー供給量の割合は大きくなるが，脂質の総利用量・酸化量は少なくなる．

低強度（25％VO₂max）運動時に比べて，高強度（65％および85％VO₂max）運動時には，総エネルギー消費量に対する脂質からのエネルギー供給量の割合は小さくなるが，脂質の総利用量・酸化量はむしろ多くなる．

●図7-16● 運動強度による各種エネルギー基質の利用率の違い

運動強度の増加に伴い，エネルギー源としての筋グリコーゲンへの依存度が高まる．
（ベナードット，D. 著，寺田　新訳：スポーツ栄養学ハンドブック，東京大学出版会，2021より作図；原図はRomijn, J. A. et al., 1993）

7

脂質の栄養

8 ビタミンの栄養

ビタミンは，エネルギーや体の構成成分にはならないが，微量で体内の代謝や生理機能の調節にかかわる作用をもつ必要不可欠な有機化合物である．ヒトの体内では合成されないか，または合成されてもその量が生体維持にとって十分量ではないため，食品から摂取しなければならない．ビタミンは，その溶解性から脂溶性ビタミンと水溶性ビタミンに分けられる．ビタミンの栄養学的役割や代謝，欠乏や過剰，他の栄養素との相互関係について学ぶ．

8.1 ビタミンの構造と機能

1) 脂溶性ビタミン

脂溶性ビタミンには A，D，E，K の 4 種類がある．生理作用・欠乏症・過剰症を表 8-1 に示す．脂溶性ビタミンは，脂質に溶けやすく，水に溶けにくいため，過剰に摂取すると脂肪組織や肝臓に蓄積して過剰症を引き起こしやすい．

●表8-1● 脂溶性ビタミンの機能

ビタミン名（化合物名）	生理作用	欠乏症と過剰症
ビタミン A （レチノール，レチナール，レチノイン酸）	視覚，皮膚や粘膜の健康維持，生殖と発育，免疫機能の維持	欠乏症：夜盲症，眼の角膜乾燥症，皮膚や粘膜の乾燥・角質化，成長阻害 過剰症：頭蓋脳圧亢進，皮膚の落屑，脱毛，胎児奇形
ビタミン D （エルゴカルシフェロール，コレカルシフェロール）	カルシウムやリンの吸収促進，骨の石灰化を促進	欠乏症：くる病（小児），骨軟化症や骨粗鬆症（成人） 過剰症：高カルシウム血症，腎障害，軟組織の石灰化
ビタミン E （α-，β-，γ-，δ-トコフェロール，α-，β-，γ-，δ-トコトリエノール）	抗酸化作用（生体膜の酸化障害の防止）	欠乏症：未熟児の溶血性貧血，脂肪吸収不全症では神経系の異常や運動機能低下
ビタミン K （フィロキノン，メナキノン）	血液凝固因子（プロトロンビン）活性化，骨形成促進	欠乏症：血液凝固障害，新生児メレナ，乳児の頭蓋内出血

(1) ビタミン A

ビタミン A は**レチノイド**の一種であり，ビタミン A の生物作用を示す物質の総称である．ビタミン A には，ビタミン A_1 とビタミン A_2（ビタミン A_1 の 3- デヒドロ体）の 2 種類がある．ビタミン A_1 のうち，末端の官能基がアルコール（$-CH_2OH$）のものをレチノール，アルデヒド基（$-CHO$）のものをレチナール，カルボキシ基（$-COOH$）のものをレチノイン酸という．ビタミン A といえば，一般的にはレチノールを指す（図 8-1）．

ビタミン A は，視覚，生殖と発育，免疫機能の維持などにおいて重要な役割を果たしている．レチノールから生成したレチナールは，眼の網膜の桿体細胞で視た

> **レチノイド**
> ビタミン A（レチノール）の骨格をもつ化合物やレチノイン酸受容体に結合して類似の作用を示す化合物の総称．

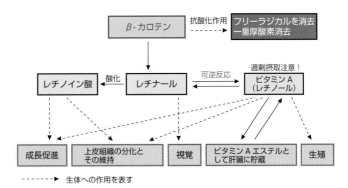

●図8-1● レチノール，レチナール，レチノイン酸の相関関係
（国立健康・栄養研究所（2016）より改変，http://hfnet.nih.go.jp/contents/detail171.html）

- - - - - - ▶ 生体への作用を表す

んぱく質であるオプシンに結合して**ロドプシン（視紅）**を生成する．このためビタミンAが欠乏すると眼の**暗順応**障害が起こり，夜盲症になる．乳幼児では角膜乾燥症から失明に至ることもある．一方，サプリメントなどの大量摂取でビタミンA過剰症が生じる場合がある．

また緑黄色野菜に含まれる**カロテノイド**の一種であるβ-カロテンなどは，小腸上皮細胞内でレチナールに転換され，最終的にレチノールが生成されるので，プロビタミンAと呼ばれる．食品におけるビタミンAの給源として，動物性食品から主にレチノールが摂取され，植物性食品からプロビタミンAであるβ-カロテンなどが摂取される．β-カロテンは体内では必要な量のみ変換されるため，β-カロテンによる過剰症はないと考えられている．

（2）ビタミンD

食品から摂取されるビタミンDには，植物性食品（特にキノコ類）に含まれるビタミンD_2（エルゴカルシフェロール）と，動物性食品（特に魚類）に含まれるビタミンD_3（コレカルシフェロール）がある．キノコなどに含まれるエルゴステロールおよび体内で生成した7-デヒドロコレステロールは，ヒトの皮膚で紫外線を浴びることによってそれぞれビタミンD_2およびD_3に転換されるので，プロビタミンDと呼ばれる．これら食品由来および皮膚で生成したビタミンDは，肝臓と腎臓で水酸化されて$1\alpha,25$-ジヒドロキシビタミンD（$1\alpha,25$-$(OH)_2D$，活性型ビタミンD）になって生理作用を示すようになる（図8-2）．

活性型ビタミンDは，標的細胞の核内の受容体と結合してビタミンD依存性たんぱく質の遺伝子発現を誘導することで，小腸や腎臓からのカルシウムやリンの吸収または再吸収を高め，骨の石灰化を促進する．

（3）ビタミンE

ビタミンEには，α-，β-，γ-，δ-のトコフェロールとトコトリエノールの合計8種類の同族体がある．このうち，血液や組織に存在するビタミン

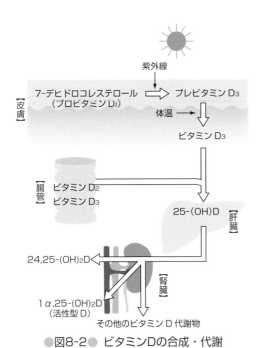

●図8-2● ビタミンDの合成・代謝

Eの大部分はα-トコフェロールであり，強い抗酸化作用を示す．そのためビタミンEは，生体膜に多く含まれる多価不飽和脂肪酸の酸化を防ぎ，有害な過酸化脂質の発生を抑えることで，生体膜を正常に保っている．

（4）ビタミンK

天然のビタミンKには，植物に含まれるビタミンK_1（フィロキノン）と，微生物により生産されるビタミンK_2（メナキノン類）がある．特にビタミンK_2では動物性食品に広く分布するメナキノン-4と，納豆菌が産生するメナキノン-7が栄養上重要である．ビタミンK_2は腸内細菌からも合成されている．

ビタミンKは，肝臓において血液凝固因子である**プロトロンビン**の活性化に関与するカルボキシラーゼの補酵素として作用している．また骨たんぱく質である**オステオカルシン**を活性化して骨形成を促進する働きがある．

ビタミンK欠乏では，血液凝固が遅延して出血傾向になる．また新生児では，腸内細菌や母乳によるビタミンK供給量が少ないため，新生児メレナ（消化管出血）や特発性乳児ビタミンK欠乏症（頭蓋内出血）がみられることがある．

● プロトロンビン
肝臓で生合成される血液凝固II因子．トロンビンとなり，フィブリーノーゲンをフィブリンへ変換する．

● オステオカルシン
骨芽細胞で合成される骨の非コラーゲンたんぱく質の1つ．カルシウム結合能をもち，骨の石灰化の調節を行っているとされる．

2）水溶性ビタミン

水溶性ビタミンは，ビタミンB群（B_1，B_2，ナイアシン，B_6，B_{12}，葉酸，パントテン酸，ビオチン）とビタミンCの9種類がある．生理作用，欠乏・過剰症を表8-2に示す．水溶性ビタミンは一定の摂取量を超えると尿中に排泄されるため，過剰症は起こりにくい．

（1）ビタミンB_1

ビタミンB_1の化学名は**チアミン**である．生体内では補酵素型のチアミンニリン酸（ThDP，TDP）［別名チアミンピロリン酸（TPP）］として，糖代謝や分岐鎖アミノ酸代謝に関与している．そのため糖質の摂取量やエネルギー消費量が多くなると，ビタミンB_1の必要量は増加する．

（2）ビタミンB_2

ビタミンB_2の化学名は**リボフラビン**で，黄色の蛍光物質である．生体内では補酵素型のフラビンモノヌクレオチド（FMN）やフラビンアデニンジヌクレオチド（FAD）に変換され，フラビン酵素の補酵素として，TCA回路や電子伝達系，脂肪酸のβ酸化等のエネルギー代謝や酸化還元反応に関与している．

（3）ナイアシン

ナイアシンは，ニコチン酸と**ニコチンアミド**の総称である．生体内では補酵素型のニコチンアミドアデニンジヌクレオチド（NAD^+）やニコチンアミドアデニンジヌクレオチドリン酸（$NADP^+$）に変換され，多くの脱水素酵素の補酵素として，解糖系，TCA回路，電子伝達系，脂肪酸のβ酸化などの酸化還元反応に関与している．ナイアシンは，体内でトリプトファンから生合成され，転換率は質重比でトリプトファン60からナイアシン1である．ニコチン酸，ニコチンアミド，トリプトファンそれぞれの効力は同じではないので下記の相当量（〜当量）の式で表す．

ナイアシン当量（mgNE）＝ナイアシン（mg）＋ 1/60 トリプトファン（mg）

● ビタミンB_1
（チアミン）

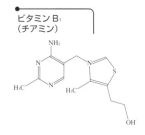

リボフラビン

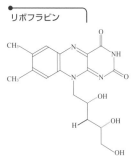

ニコチンアミド

ビタミン名（化合物名）	生理作用	欠乏症と過剰症
ビタミン B₁（チアミン）	補酵素型の TDP（TTP）として糖代謝や分岐鎖アミノ酸代謝に関与	欠乏症：脚気，ウェルニッケ・コルサコフ症候群
ビタミン B₂（リボフラビン）	補酵素型の FMN や FAD としてエネルギー代謝や酸化還元反応に関与	欠乏症：成長抑制，口角炎，舌炎，脂漏性皮膚炎
ナイアシン（ニコチン酸，ニコチンアミド）	補酵素型の NAD⁺ や NADP⁺ および NADH，NADPH として酸化還元反応に関与	欠乏症：ペラグラ（皮膚炎，下痢，精神神経症状） 過剰症：下痢，便秘や肝障害
ビタミン B₆（ピリドキシン，ピリドキサール，ピリドキサミン）	補酵素型の PLP の形でアミノ酸代謝に関与	欠乏症：脂漏性皮膚炎，舌炎，口角症，リンパ球減少症 過剰症：感覚性ニューロパシー
ビタミン B₁₂（コバラミン）	補酵素として奇数鎖脂肪酸やアミノ酸代謝，メチオニン合成に関与	欠乏症：巨赤芽球性貧血（悪性貧血）
葉酸（プテロイルグルタミン酸）	補酵素型の THF としてアミノ酸代謝や核酸の合成に関与	欠乏症：巨赤芽球性貧血，胎児の神経管閉鎖障害，高ホモシステイン血症
パントテン酸	補酵素 A（CoA）と 4-ホスホパンテテイン（ACP などの補欠分子族）の形で補酵素として特に糖代謝，脂肪酸の代謝や生合成に関与	欠乏症：成長停止，副腎障害，手足のしびれと灼熱感，頭痛
ビオチン	カルボキシル基転移酵素の補酵素として，糖新生，アミノ酸代謝，脂肪酸合成に関与	欠乏症：乾いた鱗状皮膚炎，脱毛，筋肉痛，発育遅延
ビタミン C（アスコルビン酸）	抗酸化作用による細胞保護 コラーゲン合成	欠乏症：壊血病

ウェルニッケ・コルサコフ症候群

ビタミン B₁ 欠乏によるウェルニッケ脳症では，眼球運動障害，小脳性運動失調，意識障害がみられる．脳症が慢性化した認知症をコルサコフ症候群という．アルコール依存症患者に多い．

(4) ビタミン B₆

ビタミン B₆ は，**ピリドキシン**，ピリドキサール，ピリドキサミンと，それぞれのリン酸エステル型の総称である．生体内では，主に補酵素型のピリドキサール 5′-リン酸（PLP）の形でアミノ酸代謝のアミノ基転移反応や，神経伝達物質である**生理活性アミン**合成の脱炭酸反応に関与している．また免疫系の維持にも重要である．したがって，たんぱく質摂取量が多くなった場合やたんぱく質の異化が亢進した際には，ビタミン B₆ の必要量が増加する．

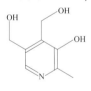

ピリドキシン

生理活性アミン

セロトニン，ドーパミン，アドレナリン，ヒスタミンなどの神経伝達物質．

(5) ビタミン B₁₂

ビタミン B₁₂（コバラミン）は分子内にコバルトをもつ赤色のビタミンで，生体内ではアデノシルコバラミンとメチルコバラミンが補酵素として働いている．アデノシルコバラミンは，奇数鎖脂肪酸やアミノ酸代謝においてメチルマロニル CoA ムターゼの補酵素として働く．メチルコバラミンは，ホモシステインからメチオニンを生成するメチオニン合成酵素の補酵素として機能している．

ビタミン B₁₂ はたんぱく質と結合した状態で動物性食品に含まれており，胃酸やペプシンによって遊離した後，胃から分泌された**内因子**と結合して回腸から吸収される．

ビタミン B₁₂ 欠乏では，巨赤芽球性貧血（**悪性貧血**），脊髄および脳の白質障害，末梢神経障害が起こる．厳格な菜食主義者や胃切除者では摂取不足や吸収障害による欠乏症がみられる．高齢者では萎縮性胃炎などで胃酸分泌が低い者が多く，吸収が低下することが知られている．

内因子

胃の壁細胞から分泌される糖たんぱく質．ビタミン B₁₂ の吸収に必要．

悪性貧血

巨赤芽球性貧血の中でも，自己免疫性の萎縮性胃炎により内因子が欠如した結果，ビタミン B₁₂ の吸収障害が原因となって起こる．貧血症状に加え，神経症状を伴う．

8

ビタミンの栄養

● プテロイルモノグル
　タミン酸
葉酸とは狭義にはプ
テロイルモノグルタ
ミン酸を指す. 広義
では, 補酵素型や一
炭素単位位置換型お
よびこれらのポリグル
タミン酸型を含む総
称である.

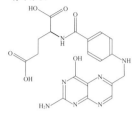

● 神経管閉鎖障害
脳や脊椎など, 中枢
神経のもとになる神
経管の形成異常によ
る先天性障害. 二分
脊椎, 無脳症, 髄膜
瘤など.

● 出生前スクリーニン
　グ検査
胎児の内臓の形の異
常や染色体異常の有
無があるかどうかを,
わかる範囲で胎児の
うちに調べる検査.

● α-フェトプロテイン
胎児肝臓で生成され
る胎児期に特有な血
清たんぱく質であり,
神経管奇形の出生前
診断に用いられる.

● 水頭症
脳内に液体がたまっ
た状態.

● パントテン酸

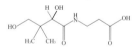

● 卵白障害
卵白中のアビジンが
ビオチンと強固に結
合して起こる吸収阻
害によるビオチン欠
乏症. 加熱した卵白
では起こらない.

● アスコルビン酸

(6) 葉酸

　葉酸の化学名は**プテロイルグルタミン酸**である. 食品中の葉酸は還元型および炭素1個の単位で結合したプテロイルモノグルタミン酸, ならびに2つ以上のグルタミン酸分子が結合したポリグルタミン酸誘導体など多様な形態で存在している. 食品におけるこれらの多様な形態の葉酸は, モノグルタミン酸に転換されて小腸から吸収される. 生体内では補酵素型のテトラヒドロ葉酸 (THF) に変換され, アミノ酸代謝やDNA・RNAの合成, たんぱく質の生合成などに関与しており, 細胞分裂にきわめて重要である.

　葉酸欠乏では, DNAの合成障害による巨赤芽球性貧血や, 胎児の**神経管閉鎖障害**のリスクが高まる. 神経管閉鎖障害は, 遺伝的な要因や妊娠中の特定の薬剤 (バルプロ酸など) の使用によって, 起こる可能性があり, 女性が妊娠に気づく前にこれらの異常が発生する. そのため, リスク低減のために, 妊娠の可能性がある女性や妊娠初期ではサプリメントなどからの葉酸摂取が推奨されている.

　神経管閉鎖障害の多くは, **出生前スクリーニング検査**によって出生前に発見することが可能である. 妊婦の血液や羊水で**α-フェトプロテイン**値が高いと胎児に神経管閉鎖不全がある可能性がある.

　軽微な神経管閉鎖不全では, 多くの場合, 症状はみられないが, 神経管閉鎖不全による症状の多くは, 脳や脊髄が損傷を受けたことが原因となる. 脳が損傷すると, **水頭症**や学習障害, 嚥下困難などの問題が生じ, 脊髄が損傷すると, 典型的には腸, 膀胱, 脚に重度の問題が生じる.

　またホモシステインからメチオニンへの代謝が障害され, 血中のホモシステイン濃度が上昇する. 高ホモシステイン血症は動脈硬化の危険因子である.

(7) パントテン酸

　パントテン酸は, コエンザイムA (CoA) や4'-ホスホパンテテイン (アシル基キャリアーたんぱく質の補欠分子族) の構成成分として, 生体内の多くの反応に関与し, 多様な酵素の補酵素として機能している. 特に糖質代謝と脂質代謝で中心的な役割を果たしている.

　パントテン酸は, ほとんどすべての食品に含まれているため, ヒトで欠乏することは稀である.

(8) ビオチン

　ビオチンは, 生体内で4種類のカルボキシル基転移酵素 (ピルビン酸カルボキシラーゼ, アセチルCoAカルボキシラーゼ, プロピオニルCoAカルボキシラーゼ, 3-メチルクロトニルCoAカルボキシラーゼ) の補酵素として働き, 糖新生, アミノ酸代謝, 脂肪酸合成に重要な役割を果たしている.

　ビオチンは多くの食品に含まれ, 腸内細菌でも合成されるため, 欠乏は稀だが, 生の卵白を多量摂取することによる**卵白障害**が知られる.

(9) ビタミンC

　ビタミンCの化学名は**アスコルビン酸**で, 還元型のアスコルビン酸と酸化型のデヒドロアスコルビン酸がある. 生体内でデヒドロアスコル

ビン酸は，グルタチオンによって速やかにアスコルビン酸に戻る．多くの動物は体内でグルコースからビタミンCを生合成できるが，ヒトやサル，モルモットなどでは生合成することができない．

ビタミンCは強い還元力をもち抗酸化作用があることから，過酸化物質の生成を抑制して細胞を酸化から守る働きがある．また皮膚や細胞のコラーゲン合成において，プロリンとリシンの水酸化反応に関与している．またステロイドホルモンやカテコールアミンの生合成，腸管からの鉄の吸収を促進するなど様々な作用をもつ．

1）レチノイド（ビタミンA）と活性型ビタミンDのホルモン様作用

レチノイドとは，ビタミンA（レチナール）とその誘導体であるレチノールやレチノイン酸などの化合物の総称（図8-2参照）で，活性型ビタミンDは，コレカルシフェノール（ビタミンD_3）が肝臓や腎臓で水酸化された$1\alpha,25$-ヒドロキシビタミンD（図8-2参照）で，いずれも体内で生成される物質である．

ホルモンの作用機序は，膜または核内にある受容体と結合し，**セカンドメッセンジャー**を介して作用を発現することである（図8-3）．ホルモン様作用とは，ホルモンそのものではない脂溶性のレチノイドや活性型ビタミンDが，細胞質または核内にある受容体と結合して，**標的遺伝子**を介して作用を発現することである．

ホルモン 恒常性の維持のために特定の細胞で作用する生理活性物質．	
セカンドメッセンジャー 細胞内で情報伝達物質が受容体と結合すると，別の情報伝達物質ができる（二次的に産生される情報伝達物質）．	
標的遺伝子 遺伝子変異の導入や組換えなどを起こさせることを目標とする遺伝子． 標的細胞；生体内でホルモンが直接作用し，生理的変化を生じる細胞．	
転写 遺伝子DNAの情報がmRNA（メッセンジャーRNA）に写し取られる過程．	
ビタミンA受容体（VAR） vitamin A receptor.	
ビタミンD受容体（VDR） vitamin D receptor.	
アポトーシス 細胞死．生体を構成する細胞が役目を終え，不要になると自身で死滅する現象．	
カルシウム結合たんぱく質（CaBP） calcium binding protein.	

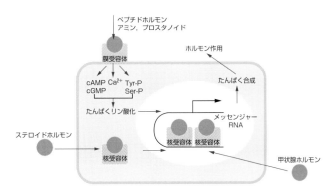

●図8-3● 膜受容体および核受容体によるホルモン作用機序

レチノイドは，レチノイン酸が細胞核内で**転写**因子である**ビタミンA受容体（VAR）**と結合し，活性型ビタミンDは，**ビタミンD受容体（VDR）**と結合して遺伝子発現に影響する核内ホルモンとして機能する．いずれも，特定の遺伝子の転写を活性化したり，抑制したりすることで，多くの組織で細胞の分化や免疫応答を正常に保つ働きをしている．

レチノイドは，**アポトーシス**を促進する作用があり，がん治療薬として期待されるばかりでなく皮膚の角質をはがし，皮脂の分泌を抑えるなど美容有効も期待されている．活性型ビタミンDは，**カルシウム結合たんぱく質（CaBP）**の遺伝子発現を誘導することにより，小腸や腎臓でのカルシウムの吸収と再吸収を促進することで，骨の形成と成長を促すカルシウム代謝を調節している．

8

ビタミンの栄養

87

2）補　酵　素

アポ酵素
酵素が複合たんぱく質（単純たんぱく質＋補欠分子族）の場合，この単純たんぱく質部分.

酵素は，作用するときに，酵素たんぱく質部分（**アポ酵素**）に非たんぱく質性の低分子化合物が結合することで触媒作用を発揮する（図8-4）．この結合する低分子化合物を補酵素といい，作用を発揮する酵素をホロ酵素という．

8種類の水溶性ビタミンB群は，補酵素としてアポ酵素に結合し，酵素たんぱく質を活性化させて，様々な栄養素の代謝にかかわっている（図8-5）．

（1）TDP（thiamin diphosphate）

トランスケトラーゼ
ケトース基（CH₂OH-CO）をほかのアルドースと結合させる酵素.

ビタミン B_1 の補酵素型である TDP は，ピルビン酸脱水素酵素や**トランスケトラーゼ**の補酵素として，糖代謝や分岐鎖アミノ酸代謝に関与している．

（2）FMN（flavin mononucleotide），**FAD**（flavin adenine dinucleotide）

ビタミン B_2 の補酵素型である FMN と FAD は，生体内ではたんぱく質と結合してフラビン酵素として存在し，電子伝達系などの酸化還元反応に関与している（図8-6）．

（3）NAD（nicotinamide adenine dinucleotide），**NADP**（nicotinamide adenine dinucleotide phosphate）

ナイアシンは，細胞内で NAD^+ あるいは $NADP^+$ として存在し，多くの酸化還元反応の補酵素として作用している．NAD^+ の還元型である NADH は，電子伝達系で ATP 産生に関与し，$NADP^+$ の還元型である NADPH は，還元型生合成に利用されている．

（4）PLP（pyridoxal phosphate）

ビタミン B_6 の補酵素型である PLP は，アミノ酸代謝にかかわるアミノ基転移反応や脱炭酸反応の補酵素として作用している．

（5）アデノシルコバラミン，メチルコバラミン

アデノシルコバラミンは，奇数鎖脂肪酸 CoA の代謝に関与するアデノシルコバラミン依存性メチルマロニル CoA ムターゼの補酵素として作用する．メチルコバラミンは，メチオニンの代謝に関与するメチルコバラミン依存性メチオニンシンターゼの補酵素である．

（6）補酵素 A（コエンザイム A；CoA）

生命を支える多様な生化学反応に必須の補酵素で，パントテン酸，

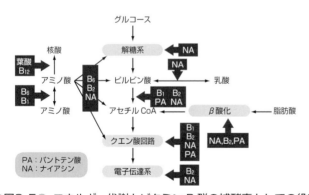

●図8-5● エネルギー代謝とビタミン B 群の補酵素としての役割

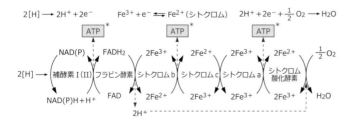

●図8-6● 電子伝達系と補酵素

アデノシン二リン酸，システアミンで構成されている．ピルビン酸からクエン酸回路に入る中間体として発見された．

(7) テトラヒドロ葉酸（tetrahydrofolate：THF）

各種 THF 誘導体にグルタミン酸が数個結合した物質が補酵素型として作用する．1炭素化合物の輸送体として作用し，核酸のヌクレオチド生合成やアミノ酸代謝において重要な役割を果たしている．

3）抗酸化作用とビタミンC，ビタミンE，カロテノイド

抗酸化作用とは，酸化ストレスを与える活性酸素やフリーラジカルを捉えて消去する作用をいう．ビタミンC，ビタミンE，カロテノイドはその作用をもつことが知られている．

活性酸素やフリーラジカルは日常生活において生体内で生じ，核酸やたんぱく質，細胞膜の脂質を攻撃し，酸化ストレスを与える．血液中に生じる酸化LDLは，マクロファージに取り込まれて血管内に入るため，動脈硬化を惹き起こす．またフリーラジカルがDNAの塩基に作用すると，遺伝的変異やがんをもたらす可能性がある（図8-7）．

ビタミンCは，細胞膜表面など水溶性の部位に限って存在し，細胞外のフリーラジカルを捕捉すると，自身は酸化型アスコルビン酸（デヒドロアスコルビン酸）となって抗酸化作用を示す．酸化型アスコルビン酸は還元型グルタチオンと反応し，再び還元型のアスコルビン酸に速やかに戻る．

ビタミンEは，細胞質膜内などの部位に限って存在しており，膜脂質を構成する多価不飽和脂肪酸がフリーラジカルの攻撃を受け，脂質ラジカルとなり，さらに脂質ペルオキシラジカルとなる連鎖反応を止める働きをもっている．フリーラジカルを捕捉したビタミンEは，ビタミンCなどの抗酸化物質により還元再生されるため，再びビタミンEとして機能できる．このようにビタミンEが不飽和脂肪酸の酸化を防ぐことから，食事中の不飽和脂肪酸の摂取量が増加するとビタミンEの必要量も増加する．

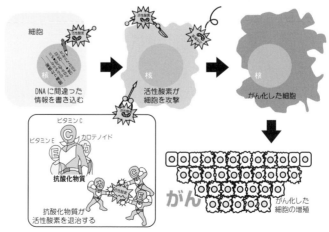

●図8-7● 活性酸素による発がん作用

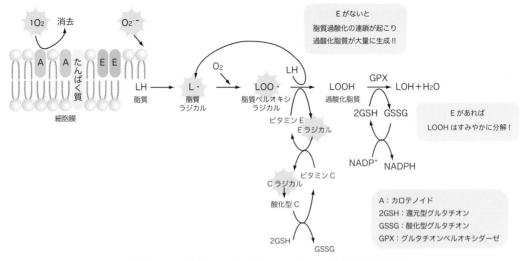

●図8-8● ビタミンC，Eとカロテノイドの抗酸化作用

リコピン
カロテノイドの一種．プロビタミンA活性はないが，一重項酸素消去能など抗酸化作用を有する．

一重項酸素
電子励起状態の酸素分子で，高いエネルギーをもつため反応性が高い．

血液凝固因子
血液中のフィブリノーゲンをフィブリンに変換する反応を促進する物質．血液凝固因子のうち，Ⅱ，Ⅶ，Ⅸ，Ⅹ因子の産生にはビタミンKが必要である．

新生児メレナ
ビタミンKの不足により，出生後2～5日間に消化管を中心に出血を起こし，黒色便をきたす新生児出血症．出生直後のビタミンK予防投与により，その発症は激減する．

抗凝固薬
血液を固まりにくくする薬剤．

β-カロテンやリコピンのようなカロテノイドは，特に一重項酸素の消去能を有し，LDLやDNAの酸化を制御し，発がん抑制などの作用がある（図8-8）．

4）血液凝固とビタミンK

血液凝固因子は，肝臓でカルボキシラーゼの作用をうけて活性化され，カルボキシラーゼの補酵素としてビタミンKが必要である．特に血液凝固因子Ⅱ（プロトロンビン），Ⅶ，Ⅸ，Ⅹの生成にビタミンKが必要であり，欠乏すると血液凝固遅延や出血傾向がみられる．

新生児においては，出生前に胎盤をビタミンKが通過しにくいこと，母乳中のビタミンK含量が少ないこと，またビタミンKは腸内細菌により合成されるが新生児は腸内細菌叢が十分に形成されていないことから，ビタミンKが欠乏することがある．これにより新生児メレナ（消化管出血）や特発性乳児ビタミンK欠乏症（頭蓋内出血）が報告されている．抗凝固薬であるワルファリンは，肝臓でビタミンK依存性凝固因子の第Ⅱ（プロトロンビン），Ⅶ，Ⅸ，Ⅹ因子の生合成を抑制することにより抗凝固作用を示す（図8-9）．

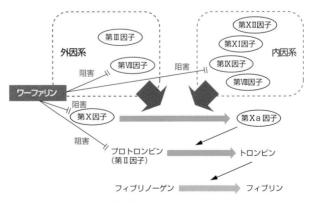

●図8-9● 凝固因子とワルファリン

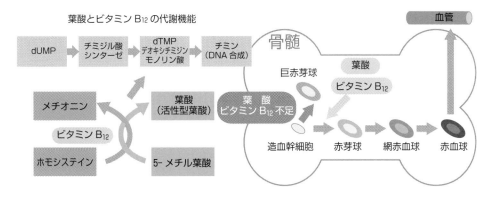

葉酸とビタミンB₁₂の代謝機能

●図8-10● ビタミンB₁₂と葉酸の代謝，および骨髄における造血作用

5）造血作用とビタミンB₁₂，葉酸

　ビタミンB₁₂はメチオニン合成に補酵素としてかかわり，葉酸はこれと共役して働き，DNA合成に関与している．一方でも不足するとDNAの合成が阻害され，ヌクレオチド合成や細胞分裂に障害が生じる．骨髄での造血作用では，赤血球はおよそ4カ月で生まれ変わり，ビタミンB₁₂と葉酸は赤芽球をつくるために必要で，欠乏すると造血幹細胞からつくられる赤血球の核成熟が阻害される．その結果，赤血球が巨大化し，**巨赤芽球性貧血**を惹き起こす（図8-10）．

6）一炭素単位代謝とビタミンB₁₂，葉酸

　一炭素単位（one-carbon unit, C1 unit）とは，メチル基（-CH₃），メチレン基（-CH₂-），ホルミル基（-CHO）などの炭素1個を含む残基の呼び名で，一炭素単位代謝とは，アミノ酸やヌクレオチドなどの分子の同化に必要な葉酸依存性代謝経路の1つである．

　葉酸は，還元型のテトラヒドロ葉酸となり5,10-メチレンテトラヒドロ葉酸から5-メチルテトラヒドロ葉酸（5-メチルTHF）に変換されると同時に，**ホモシステイン**をメチオニンへ変換する．つまり，メチオニンを合成する際に5-メチルテトラヒドロ葉酸がメチル基供与体として作用する（図8-11）．この反応を触媒するメチオニン合成酵素（MS）は，補酵素としてビタミンB₁₂を必要とする．そのためこれらのビタミンが不足すると血液中のホモシステイン濃度が上昇し，動脈硬化症などの循環器疾患のリスクが高まるといわれている．

> **巨赤芽球性貧血**
> 赤血球は赤芽球から赤血球へと成熟していくが，巨赤芽球貧血では，赤芽球の段階で核の成熟障害をもつ大型細胞が出現し，早期に骨髄内で崩壊する．p.85参照．

> **ホモシステイン**
> ホモシステインが酸化される過程で酸素ラジカルを生じ，血管内皮障害と血小板の凝集が起こる．

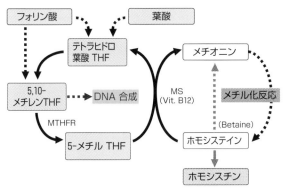

●図8-11● 葉酸とホモシステイン代謝

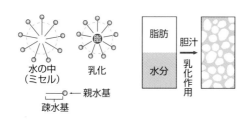

●図8-12● ミセルと乳化

1）脂溶性ビタミンと脂質の消化吸収の共通性

　脂溶性ビタミンの吸収は，基本的に食事で摂取する脂質と同じで，胆汁酸などとミセルを形成し小腸の微絨毛から吸収された後，キロミクロンに取り込まれてリンパ管に放出され全身をめぐる．したがって，脂溶性ビタミンの吸収は，脂質と一緒に摂取することで吸収が良くなる（図8-12）．

2）水溶性ビタミンの組織飽和と尿中排泄

　水溶性ビタミンの多くは食品中ではたんぱく質と結合した状態で存在し，小腸で吸収される前に遊離型に分離される．一般的に高濃度であれば単純拡散により吸収されるが，多くの水溶性ビタミンは担体を介して能動的に細胞内に取り込む機構が備わっている．吸収された後は，補酵素型として組織で機能するが，飽和量に達すると尿中に排泄される．

3）腸内細菌叢とビタミン

　腸内細菌は，ビタミンの合成や感染防御に貢献するなど，人体にとって有益な働きをしている．腸内細菌によって合成されるビタミンには，ビタミン B_2，ビタミン B_6，ビタミン B_{12}，葉酸，パントテン酸，ビオチンおよびビタミン K があり，その一部を人体で利用できるとされているが，抗生物質連用などにより腸内細菌叢が変化する場合には，欠乏症になる可能性があり注意が必要である．

ハプトコリン
コバラミンの輸送にかかわるたんぱく質の1つ．

内因子（intrinsic factor：IF）
胃粘膜の壁細胞から分泌される糖たんぱく質．p.85参照．

萎縮性胃炎
胃粘膜が持続的に炎症を起こした状態．胃腺の顕著な減少がみられ，胃粘膜が薄くなり萎縮した状態となる．

4）ビタミン B_{12} 吸収機構の特殊性

　食品中のビタミン B_{12} はたんぱく質と結合しているため，胃酸やペプシンの働きによりたんぱく質から遊離されると，唾液由来の**ハプトコリン**（糖たんぱく質）と結合する．十二指腸でハプトコリンが部分的に消化されると，胃の壁細胞から分泌される**内因子（IF）**に移行し，IF-ビタミン B_{12} 複合体を形成する．これは回腸で特異的レセプターと結合し，腸管上皮細胞内に吸収される．このようにビタミン B_{12} の吸収には，内因子が重要な役割をもっているため，胃を切除した患者や**萎縮性胃炎**の高齢者では，ビタミン B_{12} の吸収が低下し，欠乏することがある．

1）エネルギー代謝とビタミン

　生体にとって主要なエネルギー源は糖質と脂質であり，これらの栄養素が代謝される解糖系，クエン酸回路，電子伝達系および β 酸化にかかわる酵素の多くは，ビタミン B_1，ビタミン B_2，ナイアシン，パントテン酸，ビオチンを補酵素として必要とする．エネルギー代謝が亢進し，エネルギー源としての栄養素の摂取量が多い場合には，これらのビタミンの必要量が増加する（図8-13）．

2）糖質代謝とビタミン

　摂取した糖質は，主に解糖系を介したクエン酸回路により代謝される．解糖により生じたピルビン酸がアセチル CoA になるとき，ビタミン B_1 を補酵素とするピルビン酸脱水素酵素が働くが，脂肪酸からアセチル CoA を生成する β 酸化では，ビタミン B_1 は必要とされない．そのため，エネルギー源として糖質を多量に摂取した場合にはビタミン B_1 の必要量が増加するが，その一部を脂質に置き換えるとビタミン B_1 の必要量は少なくてよい．これを脂質のビタミン B_1 節約作用という．

3）たんぱく質代謝とビタミン

　アミノ酸のアミノ基転移反応や脱アミノ基の反応に，ビタミン B_6 が必要とされるため，たんぱく質の摂取量が増加すると，ビタミン B_6 の必要量も増加する．また，アミノ酸の炭素骨格は，エネルギー代謝に利用されることから，その代謝にはエネルギー代謝にかかわる各種ビタミンが必要になる．

4）核酸代謝とビタミン

　葉酸とビタミン B_{12} は，一炭素単位代謝において協調関係にあり，プリン生合成やチミジル酸生合成にかかわるため，どちらかのビタミンが不足すると核酸合成が阻害される．

5）カルシウム代謝とビタミン

　血液中のカルシウム濃度が低下すると，パラトルモン（パラソルモンともいう；副甲状腺ホルモン）により腎臓で活性型ビタミンDが産生される．これは，カルシウム結合たんぱく質を誘導して小腸からのカルシウムの吸収を促進させるとともに，腎臓からのカルシウムの再吸収を促進する（図8-14）．また，骨にはカルシウム結合たんぱく質であるオステオカルシンが含まれ，骨からのカルシウムの流出を防ぐ作用がある．オステオカルシンの合成にはビタミンKを必要とする．

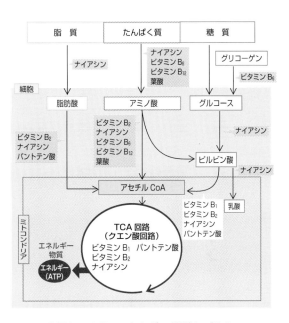

●図8-13● エネルギー代謝とビタミン

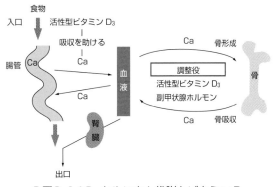

●図8-14● カルシウム代謝とビタミン D

8

ビタミンの栄養

93

9 ミネラル（無機質）の栄養

ミネラルと無機質
両者は同義語として用いられることが多いが，本章では「ミネラル」を用いることにする．分類する場合には，微量元素や電解質などの用語が使われることもある．「日本人の食事摂取基準（2020 年版）」では，多量ミネラル5種類と微量ミネラル8種類の計13種類が取り上げられている．

　ミネラル（無機質）は，一般に体重の約95％を占めている酸素，炭素，水素，窒素を除いた残り約5％の元素を指す．ミネラルは鉱物の意味をもつが，栄養学では生命維持に必要なものをミネラルと呼ぶ．

　ミネラルは，骨や歯などの骨格を形成し，たんぱく質や脂質の成分となるなど，身体の構成部分として重要な役割を担っている．また，血液をはじめとする体液のpHや浸透圧を正常に保つ生体機能調整，酵素の補助因子やホルモンの成分になる働きがある．必要量はわずかなため，ビタミンとともに微量栄養素と呼ばれる．

　ミネラルは，体内で合成されず，外部から摂取するしかない栄養素である．従来は，体組織の構成成分，神経・筋の興奮，体液の調節，骨代謝，貧血などとの関連で取り上げられるミネラルが多かったが，近年ではこれらのミネラルに加えて，糖・脂質代謝や抗酸化などに関与する微量元素がクローズアップされてきている．

9.1 ミネラルの分類と栄養学的機能

　生体成分の最も基本的な構成成分は元素であり，これらは多量元素と微量元素とに分類される．人体の元素組成を表9-1に示した．

　酸素（O），炭素（C），水素（H），窒素（N）以外の元素であるミネラルは，体構成成分として存在するほか，生命活動に必須である様々な生理・代謝機能と密接に関係している．

　主なミネラルの欠乏症，成分として含まれる生体活性物質，成人体内存在量を，表9-2に示した．ミネラルの摂取不足や摂取過多は健康を保つうえで好ましくなく，また，ミネラル間相互の摂取比率などについても考慮する必要がある．

1) 多量ミネラル

　体内の含有量が多い元素は多量元素と呼ばれ，ミネラルとしては通常，カルシウム，リン，カリウム，硫黄，ナトリウム，塩素，マグネシウムが取り上げられる．

●表9-1● 人体のおよその元素組成[1)]

元素	%	元素	%
酸素（O）	65.00	塩素（Cl）	0.15
炭素（C）	18.00	マグネシウム（Mg）	0.05
水素（H）	10.00	鉄（Fe）	0.004
窒素（N）	3.00	銅（Cu）	0.00015
カルシウム（Ca）	2.00	マンガン（Mn）	0.00013
リン（P）	1.10	ヨウ素（I）	0.00004
カリウム（K）	0.35	コバルト（Co）	存在
硫黄（S）	0.25	亜鉛（Zn）	存在
ナトリウム（Na）	0.15	モリブデン（Mo）	存在

主なミネラルの欠乏症，成分として含まれる生体活性物質，成人体内存在量[3]

	ミネラル	化学性状	ヒトでの欠乏症			成分として含まれる 生体活性物質（mg）	成人体内存在量 （mg）
			食事性	輸液性	症状		
主要ミネラル	カルシウム	軽金属	○		骨粗鬆症	ヒドロキシアパタイト	1160000
	リン	非金属	○		骨疾患	ヒドロキシアパタイト	670000
	カリウム	軽金属	○		筋無力症		150000
	硫黄	非金属				アミノ酸	112000
	塩素	非金属				胃液	85000
	ナトリウム	軽金属	○		熱痙攣		63000
	マグネシウム	軽金属	○	○	心臓疾患	マグネシウム結合 ATP	25000
微量元素 Ⅰ群	鉄	重金属	○		貧血	ヘモグロビン・酵素	4500
	亜鉛	重金属	○	○	皮膚疾患	酵素	2000
	銅	重金属	○	○	貧血	酵素	80
	マンガン	重金属	○	○	骨病変	酵素	15
	ヨウ素	非金属	○		甲状腺腫	甲状腺ホルモン	15
	セレン	非金属	○	○	克山病	酵素	13
	モリブデン	重金属		○		酵素	9
	コバルト	重金属	○		悪性貧血	ビタミン B₁₂	2
	クロム	重金属		○	耐糖能低下	低分子耐糖因子	2
微量元素 Ⅱ群	フッ素	非金属					2600
	ケイ素	類金属					2300
	ルビジウム	軽金属					360
	臭素	非金属					200
	鉛	重金属					120
	アルミニウム	軽金属					60
	カドミウム	重金属				酵素	50
	ホウ素	類金属					48
	バナジウム	重金属				酵素	18
	ヒ素	類金属					18
	ニッケル	重金属				酵素	10
	スズ	重金属					6
	リチウム	軽金属					2

微量元素Ⅰ群：ヒトでの欠乏症あり，Ⅱ群：なし.

これらのミネラルは，日常の摂取レベルも比較的多い.

2）微量ミネラル

微量ミネラルは，体内の含有量が多量ミネラルよりも少なく（表9-1の鉄以下），食事摂取基準で取り上げられているのは鉄，亜鉛，銅，マンガン，ヨウ素，セレン，クロムおよびモリブデンである.

9.2······ 硬組織とミネラル

1）カルシウム，リン，マグネシウム

カルシウム，リンおよびマグネシウムは，それらの分布が骨に多いことで共通しており，骨や歯の形成，神経・筋機能の発現などのために不可欠なミネラルである.

（1）カルシウム

カルシウム（Ca）は，体重の1〜2％を占める体内で最も多いミネラルであり，そのうちの約99％が骨・歯にヒドロキシアパタイトとして存在している. 残りの約1％が，骨・歯以外の組織および体液中に分布して，酸塩基平衡，血液凝固，神経・筋肉の興奮作用などに深く関係している.

カルシウムの吸収は，活性型ビタミンDに依存する能動輸送による経路と受動輸送による経路によって行われる. カルシウムの吸収率は摂取量が減少すると大きくなるが，通常，摂取量の30％程度（見かけの消化・吸収率）が吸収されて，残りが糞便中に排泄される（p.103 参照）. カルシウムの出納がゼロの場合には，吸収

● ヒドロキシアパタイト
ハイドロキシアパタイトともいう. リン酸カルシウムと水酸化カルシウムの複合体で，Ca₁₀(PO₄)₆(OH)₂ で表される.

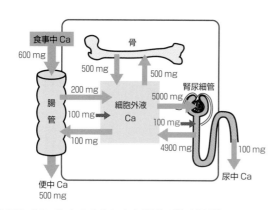

●図9-1● 体内のカルシウム移動（数字は例）

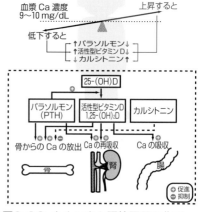

●図9-2● カルシウム調節因子の作用

された量と等しい量が尿中に排泄されて，摂取量と排泄量とのバランスが保たれている（図9-1）．

血液と骨との間ではカルシウムの交換が絶えず行われており，骨でのカルシウムの取り込み（**骨形成**）と溶出（**骨吸収**）が繰り返されている．骨量は，成長期には骨形成が骨吸収を上まわることによって増大し，成人期における平衡状態を経て以後は徐々に減少する．女性では閉経以降の骨量減少が著しいが，これは骨吸収を抑制するエストロゲン分泌の急速な減少に起因する．

> **骨形成**
> カルシウムなどが血液から骨へ移行して，骨芽細胞によって骨に沈着する．

> **骨吸収**
> 破骨細胞によって骨が破壊され，カルシウムなどが骨から溶出して血液に移行する．

血漿カルシウム濃度は9〜11 mg/dL の狭い範囲内に保たれており，その三大調節因子は副甲状腺ホルモン（parathyroid hormone：PTH，パラト（ソ）ルモン），活性型ビタミン D（$1\alpha, 25\text{-}(OH)_2D$）とカルシトニンである．すなわち，副甲状腺ホルモンは骨での骨吸収と腎臓の尿細管でのカルシウム再吸収を促進するとともに活性型ビタミン D の産生を増加させ，活性型ビタミン D は腸管からのカルシウム吸収を増大させる（p.83 参照）．

一方，カルシトニンは骨吸収を抑制する．血漿カルシウム濃度が低下すると，副甲状腺ホルモンの分泌と活性型ビタミン D の産生が増加してカルシトニンの分泌が減少し，逆に血漿カルシウム濃度が上昇すると，副甲状腺ホルモンの分泌と活性型ビタミン D の産生が減少してカルシトニンの分泌が増加する（図9-2）．

（2）リン

リン（P）は，体重の約1%を占める体内で2番目に多いミネラルであり，そのうち約85%がカルシウムと結合して骨に存在している．残りがあらゆる組織および体液中に含まれ，リン脂質の構成成分として生体膜の材料となっているほか，生体内での直接のエネルギー源である ATP，中間代謝でのリン酸化合物，補酵素 NAD そして核酸の構成成分として，また酸塩基平衡における緩衝材として作用するなど，生理機構の中で多くの生体反応に関与している．

リンは，主として受動的に吸収されると考えられている．その吸収率は摂取量に関係なくほぼ一定で，通常，摂取量の60%程度（見かけの消化・吸収率）が吸収されて，残りが糞便中に排泄される．リンの出納がゼロの場合には，吸収された量と等しい量が尿中に排泄されて，摂取量と排泄量とのバランスが保たれている．

血漿リン濃度の調節に対しても副甲状腺ホルモンが関与しているが，カルシウムとは逆に副甲状腺ホルモンの分泌が増加すると尿細管でのリン再吸収が抑制されて尿中リン排泄量が増大し，血漿リン濃度は低下する．

（3）マグネシウム

マグネシウム（Mg）は，体重の約0.05％を占め，そのうち50〜60％が骨に存在し，20〜30％が筋肉に，残りが脳，神経，体液などに含まれ，生体内での数多くの酵素の活性化，神経の興奮，筋肉の収縮に関与している（p.99参照）．また，マグネシウムが虚血性心疾患などの循環器疾患を予防する結果が得られており（図9-3），マグネシウムにはカルシウムと拮抗する作用があるものと考えられている．

マグネシウムの吸収は，低濃度では能動輸送で，高濃度では受動的に行われると考えられており，ビタミンDにより促進され，カルシウムとリンによって阻害される．さらに，カルシウムの場合と同様に摂取量30％程度が尿中へ，残りが糞便中に排泄されて，摂取量と排泄量とのバランスが保たれている．

血漿マグネシウム濃度の調節に対しても副甲状腺ホルモンの関与が考えられており，カルシウムの場合と同様に，副甲状腺ホルモンの分泌が増加すると血漿マグネシウム濃度は上昇する．

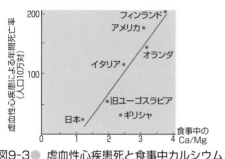

●図9-3● 虚血性心疾患死と食事中カルシウム・マグネシウム比の関係[5]

2）骨と運動，ビタミンDの関係

（1）骨と運動の関係

極度の運動不足や無重力環境では，骨吸収が骨形成を上回ることによって骨密度が低下し，その際には尿中や糞便中へのカルシウムやリンの排泄が増大する．

一方，運動トレーニングは骨密度を増加させるとする報告が多い．これらの現象の原因としては，主として力学的負荷が身体に作用する機序が考えられている．運動の不足は，骨粗鬆症の要因となる（本シリーズ『応用栄養学』第11章「運動・スポーツと栄養ケア」参照）．

（2）骨とビタミンDの関係

ビタミンDは，食品中からビタミンD_2（エルゴカルシフェロール，ergocalciferol：キノコ類に含まれる）とビタミンD_3（コレカルシフェロール，cholecalciferol：魚肉類に含まれる）として摂取される．また，皮膚に存在する7-デヒドロコレステロールを材料として，日光の紫外線の作用によりビタミンD_3が体内でも生成される．

ビタミンDは，肝臓で代謝されて25-ヒドロキシビタミンD（25-(OH)D）となり，次に腎臓で活性型である$1\alpha,25$-ジヒドロキシビタミンD（1α,25-(OH)$_2$D）に変換される．活性型ビタミンDは，

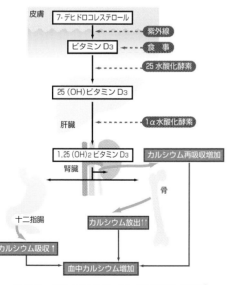

●図9-4● ビタミンD_3の代謝と作用[6]

カルシウムの小腸における吸収と腎臓の尿細管における再吸収を促進する（図9-4）.

3）歯とフッ素

　フッ素（F）は，体内に吸収された後にはそのほとんどが石灰化組織（骨や歯）に入る．フッ素は，栄養素としての必須性については確定されていないが，**う歯**（虫歯）の予防効果が認められているミネラルである．

　フッ素がう歯の予防に有効であるメカニズムとしては，発育段階での歯のエナメル質中ヒドロキシアパタイト（p.95）にフッ素が取り込まれてエナメル質の溶解度が低下すること，歯垢中のフッ素が解糖（糖分が分解して酸が生成される過程）を抑制することなどが考えられている．

　フッ素の飲料水中のフッ素濃度については，1L 当たり 0.7〜1.2 mg（0.7〜1.2 ppm）が国際的に推奨されている．しかし，飲料水中のフッ素濃度が上記のう歯予防効果が認められているレベルよりも高くなると，歯のエナメル質形成不全である**斑状歯**（melted teeth）と呼ばれる疾患が起こる．

9.3 ････････ 生体機能の調節作用

1）アンジオテンシン，アルドステロンとナトリウム

　ナトリウム（Na）は，体液の浸透圧と量の維持に重要な役割を果たしている．腎臓の血流量が減少すると，**輸入細動脈**の糸球体に近い部位（傍糸球体細胞）からたんぱく分解酵素であるレニンが遊離する．レニンの作用によって，血漿たんぱく中のアンジオテンシノーゲンはアンジオテンシン I となり，変換酵素によってアンジオテンシン II となる．アンジオテンシン II は，

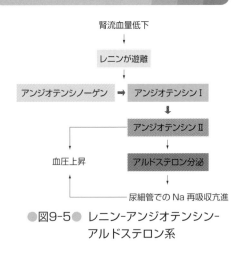

●図9-5● レニン-アンジオテンシン-アルドステロン系

強い血管収縮作用により血圧上昇を引き起こすとともに，副腎皮質におけるアルドステロンの分泌を促進する．アルドステロンは，遠位尿細管で Na^+ の再吸収を高め，結果的に水の再吸収量も増加し，体液量が増加することによっても血圧が上昇する．この一連の系は，レニン‐アンジオテンシン‐アルドステロン系と呼ばれる（図9-5）.

2）神経・筋肉の機能維持とカリウム，マグネシウム

（1）カリウム

　カリウム（K）は，骨格筋に多く存在し，神経や筋細胞にとって重要な細胞の内外の電位差の維持に不可欠である．細胞外には Na^+ が，細胞内には K^+ がそれぞれ多く分布しており，静止状態では細胞内は細胞外に比べて電気的にマイナス（**静止（膜）電位**）となっている．刺激が加わると，Na^+ が細胞内に流入して K^+ が細胞

●表9-3● 低マグネシウム血症時の神経・筋・精神系の徴候(a)と低マグネシウム血症を呈しやすい疾患(b)[7]

(a) 低マグネシウム血症の筋・神経精神系の徴候

1. 一般的
   易疲労性, 体調不良, けだるさ, 肩こり
2. 筋肉
   筋波動 (myokymia).
   こむら返り—筋痙攣 (muscle spasm)
   筋力低下, 手足のもつれ・つり, 筋線維束攣縮
   クボステーク徴候 (Chvostek's sign Ⅰ & Ⅱ)
   トルソー徴候 (Trousseau's sign)
   テタニー (主に低カルシウム血症を随伴)
3. 神経
   めまい, しびれ, 振戦, 蟻走感, 運動失調, 痙攣, 眼振,
   深部反射亢進, アテトーゼ様運動, 舞踏病様運動
4. 精神
   抑うつ, 意欲低下, 不安, 興奮, 錯乱, 幻覚
   注意力散漫, 感情鈍麻, 記憶障害, 昏睡

(b) 低マグネシウム血症を呈しやすい神経・疾患

1. 神経疾患
   パーキンソン病, ハンチントン舞踏病
   向精神薬による錐体外路症状
2. 筋肉疾患
   筋ジストロフィー症,
   マグネシウム欠乏性テタニー徴候
   甲状腺機能亢進低下症を伴う周期性四肢麻痺
   および重症筋無力症
3. 精神疾患
   慢性アルコール中毒, てんかん
   精神症状 (焦燥) を有す原発性副甲状腺機能低下症

外に流出する. その結果, 細胞の内外の電気的関係が逆転 (活動電位が発生) し, 興奮が起こる. Na^+-K^+ ポンプ (イオンチャネル) の作用で再び静止電位が回復するが, 興奮は隣接する神経や筋肉に伝達される. したがって, 循環 K^+ の過不足によって神経・筋や心筋の刺激伝導系に異常が起こる.

(2) マグネシウム

マグネシウム (Mg) は, 約300種類の酵素の補因子として機能する. マグネシウムは, ATP と結合して ATP アーゼの活性を亢進させることにより, Na^+-K^+ ポンプの作用や筋肉でのエネルギー産生に貢献する. 低マグネシウム血症時の神経・筋・精神系の兆候と低マグネシウム血症を呈しやすい疾患を表9-3に示す.

3) 糖代謝とクロム

1957年, ラットの耐糖能障害が, ブタ腎臓から抽出されたクロム (Cr) 含有化合物によって改善されることが報告された. クロムは, 3価または6価の形で存在するが, 通常の食事で摂取されるクロムは3価である. 3価のクロムは, インスリンの作用を増強させる.

長期の完全静脈栄養管理下ではインスリン作用の低下による糖・脂質代謝異常が起こるが, クロムの補充により耐糖能が改善される.

9.4······ 酵素反応の賦活作用

1) 活性酸素と銅, 亜鉛, マンガン, セレン

賦活作用
機能や作用を活発にさせる働き.

活性酸素とは, 体内での酸化力がきわめて強く, 細胞内 DNA の損傷, 過酸化脂質の生成など重要な生体成分に障害を与え, 老化の促進や多くの疾病の発症に関与し, 人体に悪影響 (酸化ストレス) を与えている.

酸化的ストレスに対して, 生体には発生した活性酸素を速やかに除去して DNA の損傷や脂質の過酸化などを防御・修復する機構 (酵素的防御系と非酵素的防御系) がある. 前者にはスーパーオキシドジスムターゼ (superoxide dismutase：SOD) やグルタチオンペルオキシダーゼ (glutathione peroxidase：GPO), カタラーゼなどがあり, 後者にはビタミン類としてビタミン C, E, カロテノイドなどがある.

SODは活性酸素（スーパーオキシド）から過酸化水素（H_2O_2）を生成し，これをGPOやカタラーゼなどの酵素が無害な水と酸素に変える働きがある．

抗酸化作用をもつ微量ミネラルとしてマンガン（Mn），銅（Cu），亜鉛（Zn），セレン（Se）などがある（図9-6）．

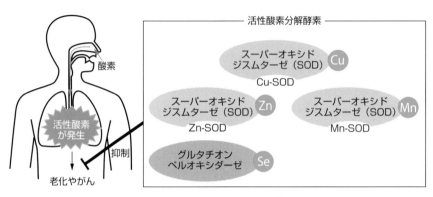

●図9-6● 活性酸素と分解酵素（文献[8]を一部改変）

（1）マンガン

マンガン（Mn）は，肝臓，膵臓，腎臓に多く含まれ，成人の体内に約15 mg程度存在する．ミトコンドリアのSOD中に含まれMn-SODを構成する．炭水化物，脂質，たんぱく質代謝における各種酵素の賦活剤として知られている．骨の発育にも必要とされている．

（2）銅

銅（Cu）は，筋肉，骨，肝臓に多く含まれ，成人の体内に80 mg程度存在する．細胞質のSOD中に含まれCu-SODを構成する．また銅は，肝臓で合成されるセルロプラスミンの構成成分となり血液を介して運搬される．セルロプラスミンは，2価鉄（Fe^{2+}）を3価鉄（Fe^{3+}）に酸化することで鉄をトランスフェリンと結合しやすくし，骨髄でのヘモグロビン合成に関与している．

（3）亜鉛

亜鉛（Zn）は，成人の体内に約2 g存在し，小腸より吸収され，門脈を経由して肝臓にその大部分が蓄積される．細胞質のSOD中に含まれZn-SODを構成する．

（4）セレン

セレン（Se）は，成人の体内に約13 mg含まれ，腎臓，肝臓，脾臓，膵臓などに存在している．生体内のほとんどがたんぱく質と結合している．セレンは，セレノシステインとしてたんぱく質を構成しGPOとして作用する（図9-7）（欠乏症・過剰症は表9-2および巻末付表2，付表4参照）．

Mn-SOD
マンガンを補因子として含むSOD．

Cu-SOD
銅を補因子として含むSOD．

Zn-SOD
亜鉛を補因子として含むSOD．

セレノシステイン
システインの硫黄原子がセレン原子に置き換わった構造をもつアミノ酸．

ヘモグロビン
鉄（ヘム）とたんぱく質（グロビン）が結合した赤血球に含まれる赤色素たんぱく質．

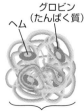

グロビン（たんぱく質）
ヘム

ヘモグロビン

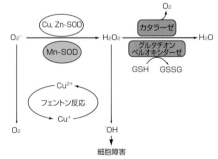

●図9-7● 生体内で生じる代表的活性酸素種とその消去を行う抗酸化酵素系（文献[8]を一部改変）

2）呼吸酵素と鉄，銅，モリブデン，ヨウ素

呼吸酵素とは呼吸（内呼吸）に関与する酵素の総称で，酸化還元反応を触媒する酵素（酸化還元酵素：オキシドレダクターゼ）のことをいい，ATP産生に関与している．酸化還元酵素のうち直接酸化反応を触媒する酵素をオキシダーゼ（oxidase；酸化酵素），還元反応を触媒する酵素をレダクターゼ（reductase；還元酵素）という．呼吸酵素の構成成分になる微量ミネラルとして鉄（Fe），銅（Cu），モリブデン（Mo），ヨウ素（I）などがある．

（1）鉄

鉄（Fe）は，成人の体内に約4g存在し，そのうち2.5gが血液中のヘモグロビン（血色素）の成分，150mgが筋肉中のミオグロビンの成分で機能鉄として存在し，残りの鉄は**フェリチン**または**ヘモジデリン**の成分として肝臓や骨髄中に貯蔵鉄として蓄えられている．鉄や銅は**シトクロムオキシダーゼ**の補因子になっている（鉄の吸収・代謝については9.5節を参照）．

（2）モリブデン

モリブデン（Mo）は，肝臓中に多く含まれ，**キサンチンオキシダーゼ**などの補因子となり酸化還元反応に関与している．モリブデンの過剰は鉄の利用率を下げるが，硫黄はモリブデンの排泄を促し銅の欠乏を予防する．

（3）ヨウ素

ヨウ素（I）は，成人の甲状腺に約8mg含まれ，甲状腺ホルモンにはチロキシン（T_4）とトリヨードチロニン（T_3）があり，ヨウ素はこれら甲状腺ホルモンの構成元素である．ヨウ素は唾液**ペルオキシダーゼ**やヨウ化物ペルオキシダーゼによって酸化される．甲状腺ホルモンは物質代謝を高める機能があり，たんぱく質の合成，エネルギー代謝に大きな影響を及ぼす．ヨウ素が欠乏すると甲状腺が肥大化し甲状腺腫になる（欠乏症・過剰症は表9-2および巻末付表2，付表4参照）．

9.5 鉄代謝と栄養

体内の鉄はその分布，機能によって5つに分類される（表9-4）．

1）ヘム鉄と非ヘム鉄

食品中の鉄にはヘム鉄と非ヘム鉄がある．食事からのヘム鉄の摂取比率は全体の15%程度であり，摂取した吸収率はヘム鉄と非ヘム鉄で大きく異なる．

ヘム鉄は，ポルフィリンと鉄の錯体（図9-8）で，獣肉，鶏肉，魚肉類などに含

ミオグロビン
ヘモグロビンにより運ばれてきた酸素を筋組織で受けとり，これを筋組織中で運搬・貯蔵し，エネルギー産生系に供給する．

フェリチン
鉄と結合したたんぱく質で鉄の貯蔵形態．

ヘモジデリン
赤血球やヘモグロビンが分解される過程で生じ，鉄を含む色素．

シトクロムオキシダーゼ
還元型シトクロムcを酸素によって酸化する反応を触媒する酵素．

キサンチンオキシダーゼ
ヒポキサンチンをキサンチンに酸化し，さらに尿酸への酸化を触媒する酵素．

ペルオキシダーゼ
過酸化水素を水素受容体とする酸化酵素．

●表9-4● 体内の鉄

ヘモグロビン鉄	血液中のヘモグロビンの成分で，酸素の運搬に働いている．ヘモグロビンは体内の総鉄量の60〜70%を占めている．
ミオグロビン鉄	筋肉におけるミオグロビンの成分で，酸素の貯蔵場所として働いている．
酵素鉄	シトクロム，カタラーゼ，ペルオキシダーゼなどの酵素成分になっており，生体内の酸化還元に働いている．
血清鉄	血清中の鉄は輸送たんぱく質であるトランスフェリンに結合し，鉄を輸送する働きをしている．
貯蔵鉄	貯蔵たんぱく質であるアポフェリチンと結合して，フェリチンとなり肝臓に貯蔵されている．必要に応じて血清鉄となって動員される．

有されるヘモグロビンやミオグロビンに由来する．そのままの状態で吸収され，その吸収率は30%程度である．

　非ヘム鉄は，植物性に由来する鉄（野菜，穀物），動物性でヘム鉄以外の鉄（鶏卵，乳製品）で2価鉄（Fe^{2+}）または3価鉄（Fe^{3+}）の形であり，胃酸やアスコルビン酸などの還元物質によりFe^{2+}に変換され吸収される．非ヘム鉄全体としての吸収率は5%程度である．

　ヘム鉄と非ヘム鉄の合計の吸収率は，通常10%程度であるが，摂取される食物の型・生体の生理学的鉄需要度（鉄の要求量）・他の食物との相互作用によって1%未満から50%以上にまで変化する（図9-9）．

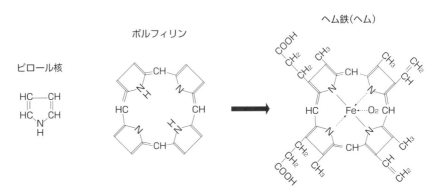

●図9-8● ヘム鉄の構造（鉄とポルフィリンの錯体（文献[10]）を一部改変）

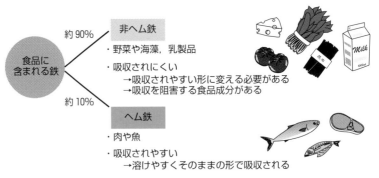

●図9-9● 食品に含まれる鉄（文献[11]）を一部改変）

2）鉄の体内運搬と蓄積

　十二指腸および空腸上部から吸収されたFe^{2+}は腸管の細胞内で再び酸化されてFe^{3+}となる．血清鉄は**トランスフェリン**と結合した形で骨髄に運ばれ，ヘモグロビン合成に利用される．また，鉄はフェリチン，ヘモジデリンとして肝臓，脾臓，骨髄などに貯蔵される．貯蔵された鉄は，体内の需要に応じて血漿中に動員され，体内を循環して各臓器に運ばれ利用される（図9-10）．

　トランスフェリンは，およそ1/3が鉄と結合している．血清の一定量に鉄を加えた際にトランスフェリンに結合できる鉄の量は，血清不飽和鉄結合能（unsaturated iron-binding capacity：UIBC）という．さらに，UIBCに血清鉄を加算したものを血清総鉄結合能（total iron-binding capacity：TIBC）という（図9-11）．

　飽和係数（血清鉄/TIBC）は，正常者では約30%であるが，鉄欠乏性貧血では

<aside>
トランスフェリン
血漿に含まれるたんぱく質の一種で，鉄イオンを結合して輸送する．
</aside>

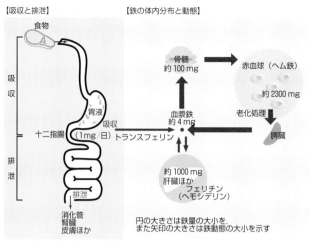

【吸収と排泄】

【鉄の体内分布と動態】

円の大きさは鉄量の大小を,
また矢印の大きさは鉄動態の大小を示す

●図9-10● 鉄の体内運搬[10]

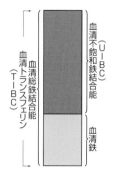

●図9-11● 血清鉄と鉄結合能

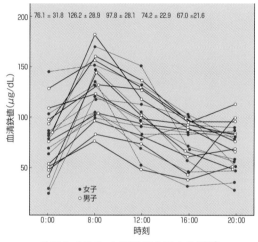

76.1 ± 31.8　126.2 ± 28.9　97.8 ± 28.1　74.2 ± 22.9　67.0 ±21.6

●図9-12● 血清鉄値の日内変動[11]

著しい低値を示し,造血能が低下している場合には100%近くになる.

　血清鉄は,朝方に最高値を示し夕刻に最低値となる日内変動を示す.これは,貯蔵鉄の遊離が夜間に著しいためと考えられる(図9-12).

　骨髄では,その構造中に鉄を含むヘモグロビンが合成される.赤血球の寿命は約120日であり,1日に入れ替わる鉄量は約20 mgである.老化し破壊された赤血球のヘモグロビンはアミノ酸,胆汁色素,鉄に分解される.この鉄の大部分は新しいヘモグロビンの合成に使われ,ごく一部が貯蔵鉄(フェリチン)になる.

9.6 ミネラルの生物学的利用度

1) カルシウム・鉄の消化吸収率と変動要因

●不溶性塩
陰イオンと陽イオンがイオン結合した水に溶けない化合物.

　ミネラルの吸収率は,同時に摂取する食品成分,生体側の状態に影響される.食品中のミネラルは,**不溶性塩**の形態をとっていることが多く,消化管においていかに可溶化されるかが,吸収率の良否を決定する.

9

ミネラル(無機質)の栄養

（1）カルシウム

カルシウム（Ca）の摂取量は成人で600～700 mg/日ほどであり，通常，摂取量の20～30％程度が尿中へ，残りが糞便中に排泄されて摂取量と排泄量とのバランスが保たれている．

カルシウムの吸収率は年代によって大きく異なり，食事摂取基準の算定では，乳児期（1～5歳）で35～40％，骨の成長が活発でカルシウムの蓄積が最も多い成長期（6～17歳）で35～45％，18～29歳で30％，30歳以降は25～27％としている（図9-13）．

消化吸収率に影響を及ぼす要因には，次のようなものがある．

①カルシウムが効率良く吸収されるためには，小腸壁においてカルシウム結合たんぱく質（calcium-binding protein：CaBP）と結合することが必要である．体内の活性型ビタミンD量を十分にしておくことにより，カルシウム結合たんぱく質の合成が促進されカルシウム吸収が高まる．

②リン（P）はカルシウムとの親和性が高いため，その過剰摂取はカルシウムの吸収を妨げることになる．カルシウムとリンの摂取比率（Ca：P）は1：2から2：1が望ましいとされる．

近年の食生活ではリンを含む加工食品や炭酸飲料，食品添加物などを多く摂取しておりリンの過剰摂取が考えられ，カルシウムの吸収率の低下が懸念される．

③穀類・豆類に含まれるフィチン酸，野菜に含まれるシュウ酸，過剰の脂肪はいずれもカルシウムと不溶性の塩をつくり吸収を阻害する．

④発育期や妊娠時など生体のカルシウムに対する要求度も影響する．また，低カルシウム食ではカルシウムの吸収率が高まるなど摂取量も影響を及ぼす．

（2）鉄

鉄（Fe）の摂取量は，成人で10～12 mg/日であり，通常，摂取量の大部分が糞便中に排泄されて摂取量と排泄量とのバランスが保たれている．

乳製品のカルシウム吸収
乳製品に含まれる乳糖（ラクトース）やカゼイン由来のホスホペプチド（CPP）にはカルシウムの吸収を促進させる働きがある．

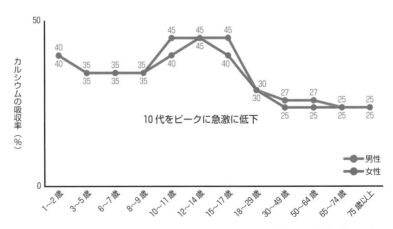

●図9-13● 年齢別カルシウムの吸収率（日本人の食事摂取基準（2020年版）を一部改変[14]）

鉄の排出は腸管の粘膜剝離，皮膚，毛髪，爪などの脱落などによるが，その総量は1mg程度であり，鉄の吸収率は通常10%程度である．鉄の消化吸収率もまた，多くの要因によって変動する．

　①生体の鉄に対する要求度が最大の因子で，要求度が高い際には鉄の吸収率が高まる．

　②フィチン酸，リン酸，食物繊維，ポリフェノールは，鉄の吸収を妨げる．

　③共存するビタミンCや動物性たんぱく質によって促進される（表9-5）（後述）．

9.7 ‥‥‥ 他の栄養素との関係

1）ビタミンCと鉄吸収

　食品中の鉄には，ヘム鉄と非ヘム鉄とがある（p.101参照）．非ヘム鉄は，2価鉄（Fe^{2+}）と3価鉄（Fe^{3+}）とに分類されるが，細胞内へ鉄イオンを輸送するたんぱく質はFe^{2+}しか輸送できないため，Fe^{2+}はFe^{3+}よりもはるかに容易に吸収される．摂取した食べ物中の鉄（ヘム鉄と非ヘム鉄の混合）は胃で胃酸によりイオン化され，ビタミンCが，Fe^{3+}をFe^{2+}に還元させるので鉄の吸収を高める（図9-14）．通常の食事ではヘム鉄より非ヘム鉄からの摂取量のほうが大きいため，ビタミンCの摂取は鉄の吸収を高める大きな要因となる．また，クエン酸も鉄の吸収を促進するので，ビタミンCとクエン酸をどちらも多く含む柑橘類の摂取も有効となる．

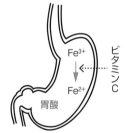

●図9-14● ビタミンCと鉄の吸収

胃内に入ってきた Fe^{3+} は胃酸の作用によって $Fe^{3+} \rightarrow Fe^{2+}$ に変換される

●表9-5● 1回の食事中の鉄の吸収率（日本人成人男性）[15]

	体内の貯蔵鉄量（mg）	0	250	500	1,000
	ヘム鉄の吸収率（%）	35	28	23	15
非ヘム鉄の吸収率（%）	A. 鉄の利用が低率の食事	5	4	3	2
	①肉または魚（赤身，生）< 30 g				
	または②ビタミンC < 25 mg				
	B. 鉄中等度利用食	10	7	5	3
	①肉または魚（赤身，生）30〜90 g				
	または②ビタミンC 25〜75 mg				
	C. 鉄高度利用食	20	12	8	4
	①肉または魚（赤身，生）> 90 g				
	または②ビタミンC > 75 mg				
	または③肉または魚 30〜90 g				
	+ ビタミンC 25〜75 mg				

平均的な日本人男子の貯蔵鉄量は 500〜1000 mg 程度
[厚生省保健医療局保健増進栄養課（監修）：第五次改訂日本人の栄養所要量，第一出版，1995]

10 水と電解質の栄養 ● ● ● ●

ヒトの体重の約60％を占める構成成分は水である．生体内の水には種々の物質が溶け込んでおり，これを体液という．体液に含まれる物質には電解質と非電解質があり，電解質とは溶液中でプラスまたはマイナスに荷電して**イオン**となるものをいう．非電解質とは水溶液中でイオン化しない物質で，脂質（リン脂質，コレステロール，中性脂肪など）とグルコースが大部分を占める．

水や電解質は**ホメオスタシス**（恒常性）の維持に重要で，生命にかかわっている．ここでは，水の体内での機能・代謝と電解質の役割・欠乏や過剰の影響を学ぶ．

> **イオン**
> 余分に電子を受け取ったり，失ったりして電気を帯びた状態の原子．プラスの電気を帯びた原子を陽イオン，マイナスの電気を帯びた原子を陰イオンという．

10.1 ● ● ● ● ● 水の分布と栄養学的機能

> **ホメオスタシス**
> 生物が外界の条件が変動しても体の状態や機能を一定に保つ働き．

体内の水分量は，年齢，性別，あるいは肥満度によって異なり，新生児は体重の約80％，乳幼児は約70％，成人は約60（男）〜50（女）％，高齢者では約55〜50％で成人に比べて男女とも5％程度減少する．女性は水分が少ない分脂肪が多い．乳児の主たる栄養が乳汁栄養であることや高齢者に脱水症が多いのも，体水分量と関係している．

体液は，細胞内液と細胞外液に分けられ，細胞内に存在する細胞内液は，体重の約40％を占めており，細胞外液は約20％，残りは消化液などである．細胞外液は，体内を循環する血液とリンパ，細胞と細胞の間に存在する細胞間質液である（図10-1）．血液は，体の隅々まで酸素，栄養素，ホルモンなどを運ぶ重要な役割を担っていると同時に，老廃物や過剰な物質を運び出し，体外に排泄する役目がある．

> **濾過**
> 生体膜を介した物質の移動のうち，圧力によって膜の穴より小さいものが押し出され，大きいものは押し出されずに残る現象．

体内のすべての血液は，循環の過程で腎臓を通過し，血液中の不要な代謝産物をいったん**濾過**する．その後まだ必要な代謝産物と水分を再吸収して残った老廃物と不要な水分を尿として膀胱へ送っている．

体内の水は，体温を調節するうえで大切な役割をもっている．例えば発汗は体温を一定に保つための重要なシステムで，水は蒸発するときに熱を奪う性質をもっており（**気化熱**：水1mL当たり約0.6kcal），汗をかいたとき皮膚表面の温度を下げて体温の上昇を防いでいる．

> **気化熱**
> 液体が気体になるときに周囲から吸収する熱のこと．

人間は皮膚から600mL，呼気から400mLの水を無意識のうちに蒸気の形で排

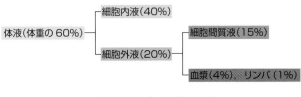

● 図10-1 ● 体液の区分

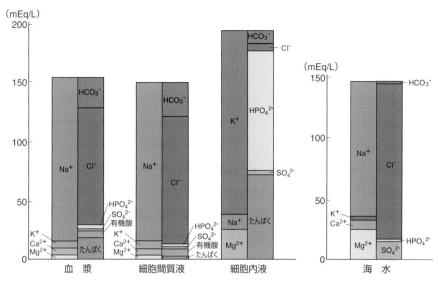

●図10-2● 体液および海水の電解質組成と濃度

泄している（不感蒸泄：後述）．これは，代謝活動の結果発生した余分な熱を，水の気化熱にかえて蒸気として外へ出していることになる．つまり水は，余分な捨てるべき熱を受け取り，外へ運び出す役割をしている．

水は通常は栄養素に分類されないが，「食物中に含まれ，健康の保持・増進のために生理的機能の側面から摂取すべき成分」という栄養素の定義から栄養素と考えることもできる．

単細胞生物
1個の細胞だけからできている生物のこと.

海水
塩分濃度（NaCl）は約3.0％. 人の体液中の塩分濃度は0.9％.

生物はかつて海の中に生活していた**単細胞生物**で，進化の過程で**海水**を体内環境としてもって来たといわれる．ヒトの体液組成を海水と比較すると，細胞内液ではカリウムイオン（K^+）とリン酸イオン（PO_4^{3-}）が主体となり，組織液の主な電解質はナトリウムイオン（Na^+），塩素イオン（Cl^-），重炭酸イオン（HCO_3^-）で海水と類似した組成をもっている（図10-2）．

10.2・・・・・ 水 の 出 納

健常成人では，1日の水分摂取量と排泄量はほぼ一定で平衡を保っている（図10-3）．1日の水の損失量は摂取量の影響を受けるが，尿として約1500 mL，糞便中の水分として約200 mLが失われる．また，呼気や皮膚からの不感蒸泄として，環境条件にもよるが約800 mLが失われる．これらの合計として1日に約2500 mLが失われることになる．

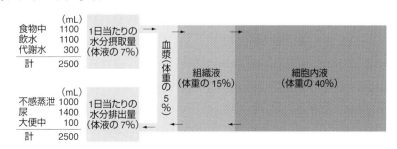

●図10-3● 体液の区分と水の出納

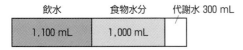

摂取する水分量（+）

飲水	食物水分	代謝水 300 mL
1,100 mL	1,000 mL	

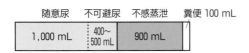

排泄する水分量（−）

随意尿	不可避尿	不感蒸泄	糞便 100 mL
1,000 mL	400〜500 mL	900 mL	

●図10-4● 水分の摂取と排泄内訳

水分摂取の大部分は飲料水と食物中の水分によるもので，およそ2100 mLである．これとは別に栄養素の代謝によって体内で生じる代謝水が約300 mLあり，これらを合計すると約2500 mLの水分が摂取されることになる（図10-4）．

暑熱環境においてはさらに発汗による水分喪失が1500 mL程度あり，激しい運動を長時間実施した場合には発汗量が5000 mL以上になることもある．このような場合は，口渇感が増し飲水量が増加する．

大量の発汗時に水だけを補給すると体液浸透圧が低下するので口渇感が抑えられ，それ以上，水だけの飲水は不可能になる．この状態は**自発性脱水**と呼ばれる．また，浸透圧の低下により痙攣などの筋収縮の異常が生じる恐れがある（熱中症の熱痙攣もその1つ）．さらに低下した浸透圧を元に戻すために尿量が増加するので体液量は回復できない．したがって，大量の発汗時には水の補給だけでなく，汗とともに失われたミネラルの補給が体液浸透圧や体液量の回復に重要となる．

<aside>
自発性脱水
汗に含まれるナトリウムが失われ血中ナトリウム濃度が低下する．これ以上濃度を下げないため水を飲む気持ちがなくなる．同時に余分な水分を尿として排泄する．
</aside>

1）代　謝　水

体内でエネルギー産生栄養素が酸化されて生じる水を代謝水（または燃焼水）という．栄養素100 gが酸化されるとき，炭水化物では60 mL，脂質では109 mL，たんぱく質では45 mLの代謝水が生じる．燃焼する栄養素の割合にもよるが，一般に100 kcalのエネルギー産生につき10〜15 mLの代謝水が生じ，1日当たりのエネルギー代謝量から換算して1日に約300 mLの代謝水が生じる．

2）不可避尿

体内でアミノ酸が分解されて生じた窒素化合物，特に有害なアンモニアの排出は重要である．尿酸，尿素窒素，電解質なども血液中には一定量の濃度でよいので，余剰分は腎臓で濾過され尿中に排泄する．そのための最低限必要な尿量を不可避尿量といい，1日当たり約500 mLである．**腎機能不全**では排泄すべき代謝産物を十分に体外に排泄できなくなり，血中濃度が高まる結果，**尿毒症**などを引き起こす．

<aside>
腎機能不全
腎臓の機能が低下して正常に働かなくなった状態をいう．
</aside>

<aside>
尿毒症
腎機能不全の末期症状で，不要な窒素化合物（尿素窒素，クレアチニン，尿酸など）が血液中に高濃度となり尿中に排泄される．浮腫，悪心，嘔吐などがみられ，透析療法や腎移植が必要となる．
</aside>

3）不感蒸泄

皮膚および気道や肺からの無意識による水分の蒸発を不感蒸泄または不感蒸散という．寒暖にかかわらず不感蒸泄は常に生じているが，外界温度が30℃から1℃上昇するごとに15%増加する．

不感蒸泄は，成人では体重1 kg当たり15 mL程度であるが，新生児や乳児では15〜25 mL程度となる．小児は代謝が活発なため，細胞は水や栄養素などを多く必要とし，老廃物も多いので体内の水分量も多くなり，不感蒸泄量は25〜30 mL/kg/日で成人の2倍近い値となる．

4）水分必要量

　ヒトが生きていくうえで，最低限必要な水分量は，800〜1200 mL/日で，この数値は安静にしている場合で，体を動かしている場合は，さらに多くの水分が体の外に排出されるので少なくとも1500 mL以上/日，できれば2000 mL/日以上の水分摂取が望ましいとされている．

　体液バランスを保つためには，尿，不感蒸泄，糞便で失われる水分が必要となり，代謝水以外を飲食から摂らなければならない．一般に，ヒトが一度に摂取できる水分量は2000〜2500 mLが限界といわれ，また，1時間に800 mL程度である．それ以上摂取しても，体内を素通りするだけである．したがって，必要な水分量は，「体重1 kg当たりの必要水分量（mL）×体重」で求められる（表10-1）．ただし，嘔吐や下痢があった場合，また，多量に汗をかいた場合はさらに必要水分量が増える．

●表10-1● 1日当たり体重1 kg当たりの必要水分量

幼児	100〜120 mL
子供	50〜100 mL
25〜55歳	35 mL
55〜65歳	30 mL
65歳以上	25 mL

5）脱水・浮腫

　浮腫：血漿と組織液の組成はよく似ているが，たんぱく質濃度が異なる．毛細血管はたんぱく質以外の物質を自由に通す性質があり，この性質によって毛細血管内に生じている浸透圧を**膠質浸透圧**という．膠質浸透圧が低下すると，血管外に水が出やすくなり，細胞間質液が増加する．これを浮腫という．

　膠質浸透圧を変化させるのは，血漿中のアルブミン濃度である．血漿中でのアルブミン合成の阻害や腎機能低下における**糸球体濾過**によって血漿アルブミン濃度が減少すると膠質浸透圧は低下する．

　栄養不良状態，心臓疾患や外科手術後には細胞間質液が増加し，浮腫が生じることがある．体重増加が低栄養や腎臓病では浮腫による場合があるので見極める必要がある．

　脱水：生命維持に重要な体内の細胞外液と細胞内液中の水分が減少している状態を脱水といい，循環血液量が減少する．皮膚は乾燥し，湿り気がなくなるので手の甲をつまむとテント状（ハンカチーフサイン）になる．体水分量が減少すると以下の症状がみられる．

体重の2〜5％の減少	口渇と尿量減少，倦怠感，頭痛，食欲不振，立ちくらみ
体重の5〜6％の減少	目が窪み，悪心，嘔吐，収縮期血圧の低下
体重の7〜14％の減少	精神症状発生

　脱水は，水欠乏が大きいために生じる水欠乏性脱水（高張性脱水）と，ナトリウムの喪失による血液量減少でのナトリウム欠乏性脱水（低張性脱水），水分とナトリウムの両方が欠乏する脱水（等張性脱水）の3つに分けられる．水欠乏性脱水では口渇は強いが，血液量の減少程度は小さいので循環器症状はあまりみられない．ナトリウム欠乏性脱水では血液量の減少が著しいため**起立性低血圧**，循環不全，嘔吐，痙攣など循環器症状が出やすい．

膠質浸透圧
血漿たんぱく質の主にアルブミンによって，毛細血管に生じている浸透圧．血管内に水をとどめる作用となっている．低下すると血管外に水が出やすくなり組織液が増加する．これを浮腫という．

糸球体濾過
腎臓の糸球体では血液が濾過され，その濾液を原尿という．糸球体濾過では小分子であるアミノ酸やグルコース等は濾過され，原尿中に入る．

収縮期血圧
心周期の収縮期の血圧を収縮期血圧，拡張期の血圧を拡張期血圧という．収縮期血圧は拡張期血圧に比べると心拍出量の影響を受けやすい．すなわち心拍出量に関係する静脈還流量や心収縮力の変化の影響も受けやすい．

起立性低血圧
臥位あるいは座位から立ち上がったときに急激な血圧低下がみられる場合をいう．立ちくらみやめまいなどの症状を示すことが多い．

10

水と電解質の栄養

109

1) 水・電解質・酸塩基平衡の調節

(1) 浸透圧の調整

水・電解質の調節は，浸透圧が関与して行われ，膜を通過しない溶質粒子の数によって決定される．**半透膜**を介して濃度の異なる水溶液が接しているとき，両者の濃度を一致させるため濃度の低いほうの水が濃度の高いほうへ移動するが，このとき濃度の高いほうが水を引き込む力を浸透圧という．

人体の細胞膜は半透膜の性質をもつ．細胞が浸透圧の低い液体に囲まれると，細胞内に水が入り込み，逆に浸透圧の高い液体に囲まれると，細胞内の水が細胞外へ引き出されてしまう．したがって，体液の浸透圧を維持する調節システムが人体内では作動している．

体液の浸透圧維持のためには，その変動を監視し，状況に合わせた調節が必要となる．そのため，血液の浸透圧の変動を見張るための浸透圧受容器が視床下部に存在し，浸透圧が上昇するとここからの情報によって，変化をもとに戻すシステムが働く．その1つが，視床下部にある**飲水中枢（渇中枢）**が水分を摂取させるための口渇感を生じさせるというシステムであり，これにより私たちは喉が渇いたという感覚をもち，水を飲むという行動を取る．

さらに，体外に水を排出させないために腎臓での再吸収を促進するためのシステムがある．下垂体後葉から分泌される**バソプレシン（抗利尿ホルモン：ADH）**は，主に腎臓の集合管に作用し，水の再吸収を促進し，尿量を減少させる．

ADH は，体液の浸透圧の上昇に伴い速やかに分泌が促進され，水の喪失を防ぎ，浸透圧をもとに戻すために働く．逆に，大量の**水負荷**などで浸透圧が低下するとバソプレシンの分泌は抑制されるので水の再吸収量は減り，尿量は増加する．大量に水を飲んだときに頻繁にトイレに行きたくなるのは，このメカニズムで生じる多尿（水利尿）のためである．

浸透圧の調節には水の調節のほかに Na^+ の調節が必要である．Na^+ は細胞外液中に最も多く含まれる陽イオンで，Na^+ が増加すると浸透圧調節のために体液中に水分を引き込む働きがある．

Na^+ は腎臓の**糸球体**で濾過されたあと，尿細管を通過する間に再吸収されるが，**遠位尿細管**や集合管における再吸収は，副腎皮質から分泌される**電解質コルチコイド**であるアルドステロンによって調節される．アルドステロンは遠位尿細管に作用して，Na^+ の再吸収を促進する．その結果，水の再吸収量も増加し，尿量

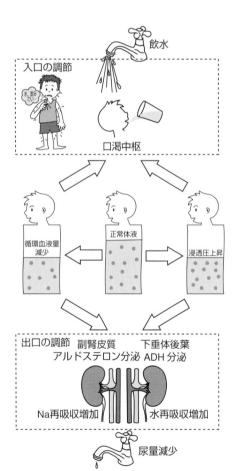

●図10-5● 発汗時のアルドステロンと ADH の作用による水とナトリウムの調節

	浸透圧		ADH		水排泄		血漿量		Ald		Na排泄
水不足	⇧	→	⇧	→	⇩		→		→		→
水過剰	⇩	→	⇩	→	⇧						
Na不足	⇩	→	⇩	→	⇧	→	⇩	→	⇧	→	⇩
Na過剰	⇧	→	⇧	→	⇩	→	⇧	→	⇩	→	⇧

⇧：増加，⇩：減少．

バソプレシン（抗利尿ホルモン，ADH）
体液量の保持や回復．末梢血管収縮作用もあり体液量の回復とともに血圧を上昇させる．

水負荷
水を大量に摂取すること．

糸球体
腎臓の腎小体の一部で毛細血管が糸の固まりのように集まった部分．

遠位尿細管
ボウマン嚢に続く尿細管のうちの一部．水やイオンの再吸収や分泌により，体液の酸塩基平衡や水分量の調節が行われる．ホルモン分泌により調節される．

集合管
尿細管のうち遠位尿細管に続く部分．ホルモンにより調節される．
（例）バソプレシンにより水の再吸収が促進される．

電解質コルチコイド
電解質調節作用の強いものをいい，鉱質コルチコイドともいう．

pH
水素イオン濃度を表す物理量．pHの値が小さいほど水素イオン濃度が高いことを示す．pH7を中性とし，数字が大きくなるほどアルカリ性へ，小さくなるほど酸性へ傾くことになる．

緩衝作用
酸塩基平衡を調節する作用．

アルカローシス
体液pHが正常範囲（7.35～7.45）よりアルカリ性側に傾いた状態．

は減少し，体液量は増加する（図10-5，表10-2）．

（2）酸塩基平衡の調節

体液の**酸塩基平衡**は，体液のpHを一定にしておくことである．体液のpHは7.35～7.45という狭い範囲で維持されており，それ以上アルカリ性側に傾いても酸性側に傾いても細胞の活動に支障をきたし，7.8以上や6.8以下になると死に至ることもある．

体内での様々な生化学的反応時に働く酵素には至適pHがあり，適正な範囲を逸脱すると酵素が働けなくなる．

pHを維持するには，①細胞外液の各種電解質による**緩衝作用**，②細胞内腋の各種イオンや代謝による緩衝作用，③肺からの二酸化炭素の排泄，④腎臓での重炭酸イオンの排泄および再吸収などによる．細胞外液中に含まれる物質で酸塩基平衡に重要な働きをする電解質は，HCO_3^-，PO_4^{3-}，ヘモグロビン，血漿たんぱく質である．

体内で生じる酸性物質の処理がうまくいかない場合や処理能力以上に酸性物質が産生された場合は，血液のpHが7.35より酸性側に傾き，これをアシドーシスと呼ぶ．酸性物質で最も多く生じるのは，細胞の呼吸による二酸化炭素であり，ほかには栄養素の代謝産物（アミノ酸，乳酸，ピルビン酸，ケトン体など）である．生体は揮発性の酸である二酸化炭素を肺から，非揮発性の酸を腎臓から排泄している．

アシドーシスのうち呼吸に問題があり，二酸化炭素の排泄不足で生じる場合を呼吸性アシドーシスと呼ぶ．呼吸以外の原因で生じるアシドーシスは代謝性アシドーシスと呼ばれ，酸性物質の代謝が腎臓の機能低下によって滞り，腎臓の機能を上回る量が産生された場合に生じる．

アシドーシスはアルカリ性の物質を失いすぎても生じる．激しい下痢で大量の膵液や腸液などアルカリ性の消化液を大量に失った場合，消化液に含まれるHCO_3^-を失うことになり，アシドーシスの原因となる．

血液のpHが7.45よりアルカリ側になった状態を**アルカローシス**と呼ぶ．アルカローシスは，二酸化炭素の過剰排泄による場合は呼吸性アルカローシス，それ以外の要因によるものは代謝性アルカローシスと呼ばれる．一般にアシドーシスに比べて生じにくく，代謝性アルカローシスは，薬物などのアルカリ物質の過剰摂取や酸性物質の過剰排泄（嘔吐時の胃液中の塩酸の喪失など）の場合に生じる（図10-6）．

10

水と電解質の栄養

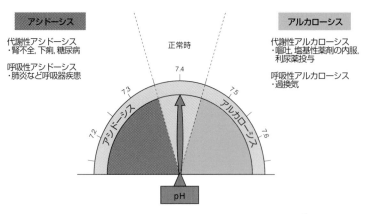

●図10-6● アシドーシスとアルカローシス[5]

2）高血圧とナトリウム・カリウム

　ヒトの細胞内には K^+ が，細胞外には Na^+ が多く存在し，常に一定濃度のバランスを保っている（表10-3）．

　食塩（塩化ナトリウム：$NaCl$）を過剰摂取すると，細胞内に Na^+ が入り込み，細胞外にあるわずかな K^+ と，細胞内に入った Na^+ を交換させることで，さらにバランスを取ろうとする．この作用をナトリウムポンプ（Na・K ポンプ，または Na^+,K^+-ATP アーゼ）ともいう．

　Na^+,K^+-ATP アーゼは，細胞膜に埋め込まれたたんぱく質製のポンプで，ATP のエネルギーを使って Na^+ と K^+ の移動を行っている．ATP を1分子消費するごとに3個の Na^+ を細胞外に排出し，2個の K^+ を細胞内に取り込む．

　血管細胞内で Na^+ 濃度が増えると，血管細胞の機能を維持するため，水が血管細胞内へ入り，血管細胞が膨張する．血管細胞が膨張するとき，血管の外側には組織細胞があるため，血管細胞は血管の内側に膨張し，結果的に血管の内腔を狭くする．血管の内腔が狭い状態で心臓はこれまで通り酸素や栄養を送り出すために，より強く拍動する．このことが血圧を上げる．

　細胞内へ吸収されなかった余分な Na は，腎臓で**再吸収**される．この再吸収を抑制するのが K で，K は余分な Na を尿とともに排泄する働きをする．Na の過剰摂取が血圧を上げる要因となっているが，K は末梢血管を広げ，上がった血圧を下げようする働きがある．さらに，昇圧物質である**カテコールアミン**や**アンジオテンシン**などの分泌や働きを抑えて，血圧の上昇を予防する．

再吸収
腎臓の腎小体の糸球体濾過によって濾過されたものからその後の尿細管（近位尿細管，ヘンレループ，遠位尿細管，集合管）で必要なものを体内に引き取る作用．

カテコールアミン
脳，副腎髄質および交感神経に存在する生体アミンの総称で，ドーパミン，ノルアドレナリン，アドレナリンなどがある．

アンジオテンシン
Ⅰ～Ⅳの4種が存在し，これらのうち，アンジオテンシンⅡ～Ⅳは心臓の収縮力を高め，細動脈を収縮させることで血圧を上昇させる．

●表10-3● 細胞内液・外液のK⁺, Na⁺濃度

イオン濃度（mE/L）	細胞内液	細胞外液
K^+	150	4
Na^+	144	15

出典；久保義弘；標準生理学，医学書院，2014

11 栄養素の発見と推進

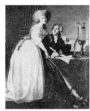

●図11-1●
ラボアジェ夫妻

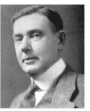

●図11-2●
マッカラム

古代（紀元前400年頃）ギリシャのヒポクラテスが"健康と食物のかかわり"について説いているが，栄養学がいわゆる学問としての形態を取り始めたのは，18世紀後半，フランスの化学者**ラボアジェ**（A. L. Lavoisier, 1743-1794, 図11-1）の業績からである．

彼は動物の呼吸に関する基礎的な実験を行い，呼吸と燃焼が同じことを意味していることを明らかにした．そののち，有機化学の進歩とともに動植物体は炭水化物，脂質，たんぱく質からなることが明らかにされた．食品分析が行われるようになると，各成分を分離精製して動物実験を行うようになり，1900年の初めに**マッカラム**（E. V. McCollum, 1879-1967, 図11-2）がラットを用いて以来，小動物を用いる実験が行われている．

栄養学は生理学，生化学などの発展とともに今日の形にできあがって来た．それを築き上げて来たすべての歴史を描くことはできないが，先人たちの努力の足跡を理解することは栄養学を学ぶうえで重要である．

11.1 ····· 呼吸とエネルギー代謝

ラボアジェは，1783年ろうそくが燃えるときに発生する二酸化炭素の量とそのとき発生する熱量を測定すると同時に，モルモットを用いて定量的実験を行い，呼吸するときに排出する二酸化炭素の量とそのとき体から発散する熱量を測定し，両者が大体比例することを観察した．その結果，呼吸とは動物の体成分が緩やかに燃焼することであり，生物も無生物も量的に同じ化学反応が進行することを示したのである．次いで，1785年にはヒトを対象にした実験も行い，静かにしているときに比べて，仕事をしているときや食事を摂取した後では，消費する酸素と排気した二酸化炭素量は増加することを認めた．このようにして，エネルギー代謝における基礎概念を初めて明らかにしたので，ラボアジェは栄養学の父と呼ばれている．

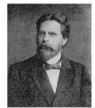

●図11-3●
ルブネル

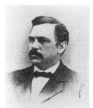

●図11-4●
アトウォーター

エネルギー代謝への理解が進むに従って，数多くの熱量計や呼気測定装置が考案され，より実証的な研究が行われるようになった．1883年**ルブネル**（M. Rubner, 1854-1932, 図11-3）は，基礎代謝は体重よりも体表面積に比例すると発表すると同時に，改良した**爆発熱量計**で数種類の炭水化物，脂肪，たんぱく質の燃焼値を測定し，消化試験も実施した．その結果，たんぱく質は体内で完全に燃焼せず，その熱量の約25%は不完全燃焼の窒素化合物として尿中に排泄されることを発見した．また，炭水化物，脂肪，たんぱく質の生理的燃焼値は1gについてそれぞれ4.1 kcal，9.3 kcal，4.1 kcalであるというルブネル係数を定めた．

1903年，米国の栄養学者**アトウォーター**（W. O. Atwater, 1844-1907, 図11-4）

は米国の主要食品の熱量を爆発熱量計で測定し，併せてそれらの消化吸収率も測定した．さらに1日の尿中へ排泄されるたんぱく質不完全燃焼物の熱量を46人について実測し，体内に吸収されたたんぱく質1gについて平均1.25 kcalになることを示した．また当時の米国人家族185世帯の食事構成を調査し，動物性食品の摂取比率が炭水化物で5%，脂肪で91%，たんぱく質で61%であることがわかった．これらの結果から計算して栄養素の生理的燃焼値を1gについて炭水化物4 kcal，脂肪8.9 kcal，たんぱく質4.0 kcalと発表した（1900年）．

　1911年シャーマン（H.C. Sherman, 1875-1955）はその著書の中でこの数値を簡略化して，炭水化物4 kcal，脂肪9 kcal，たんぱく質4 kcalとして引用した．それ以来このシャーマンの数値が広く用いられている.

11.2 ・・・・・三大栄養素の発見

　1824年英国のプラウト（W. Prout, 1785-1850）は食品を分析して，当時の栄養の知識をまとめ，初めて栄養素をたんぱく質，脂肪，炭水化物に分類し，三大栄養素の概念を確立した．リービッヒ（J. Liebig, 1803-1873，図11-5）はプラウトの理論を発展させ，たんぱく質は形成素，脂肪と炭水化物は熱量素であるとした.

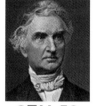
●図11-5●
リービッヒ

1）脂　　肪
　食物中の脂肪が栄養分として利用されるときは，消化管を通ってそのまま吸収されるものと考えられていた．1844年フランスのベルナール（C. Bernard, 1813-1878，図11-6）は，膵液に脂肪を脂肪酸とグリセロールに分解する作用があり，脂肪酸は石鹸となって腸粘膜から吸収されるものと考えた.

　脂肪は主にエネルギー源と考えられていたが，脂溶性ビタミンが1913〜1915年に発見され，さらに1929年バー夫妻（G. O. Burr & M. M. Burr）は，脂肪を含まない飼料で，ラットを飼育すると皮膚炎などの症状が現れることから，リノール酸とリノレン酸が必須脂肪酸であることを見出した.

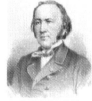
●図11-6●
ベルナール

　1904年クヌープ（F. Knoop, 1875-1946）は脂肪酸の β 位が酸化されるという，いわゆる脂肪酸の β 酸化の考え方を提唱した．リネン（Lynen, 1911-1979）らは1952年に β 酸化の生成物であるアセチルCoAを発見した.

2）炭 水 化 物
　炭水化物の消化に関係して，1831年ロイクス（Leuchs）が初めて唾液が食物中のでんぷんを糖に変えることを観察した．1883年フランスのペイエン（Payen, 1798-1871）は麦芽中のでんぷんを分解する作用のある酵素を，ジアスターゼと命名した．膵液のでんぷん分解作用については1844年ドイツのバレンティン（Valentin, 1810-1883）により報告されている．1873年ベルナールは腸液中にスクロースをグルコースとフルクトースに分解する酵素スクラーゼを発見した.

　糖質の代謝について，シュミット（Schmidt, 1822-1894）は1844年に血液中に糖があることを明らかにした．フランスのブサンゴー（J. B. J. D. Boussingault, 1801-1887）は動物体内において糖質が脂肪に変化することを認めた．フェーリング（H.V. Fehling, 1812-1885）は1849年にグルコースに対する鋭敏な試験法を考

案し，ベルナールは1856年に肝臓にグリコーゲンが存在することを発見した．1933〜1940年にかけてドイツのマイヤーホッフ（O.F. Myerhof, 1884-1951）とエムデン（G.G. Embden, 1874-1933）は解糖系について解明した．1937年**クレーブス**（H.A. Krebs, 1900-1981，図11-7）はTCAサイクルを発見した．

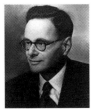

●図11-7●
クレーブス

3） たんぱく質

　フランスのマジェンディ（F. Magendie, 1783-1855）は1816年にイヌに飼料を与える実験で，窒素を含む食品が生命を維持するのに不可欠であることを示した．プロテイン（protein, たんぱく質）という名は，オランダの医者であり化学者であったムルダー（G. J. Mulder, 1802-1880）によって，1838年に名付けられ，その組成が炭素，水素，窒素，酸素，硫黄からなることを認めた．日本語のたんぱく質はドイツ語のEiweisskörper（卵（蛋）白体）から来ている．ブサンゴーは，1839年に動物（ウマとウシ）についての最初の窒素平衡試験を行い，動物は植物のように大気の窒素を固定しないこと，および窒素を含む食品が動物の生命にとって必須であることを示した．さらに英国のロウエス（J. B. Lawes, 1814-1900）とギルバート（J. H. Gilbert, 1817-1901）が1850年代にウシ，ブタ，ヒツジを使って，飼料中の窒素量と尿中窒素量を測定して比較すると，たんぱく質の種類により，栄養価が異なることを初めて示した．1879年ルブネルはジャガイモを主体とした食事とパンを主体とした食事とで同様の結果を観察した．

　たんぱく質の栄養的な質に影響する因子は，アミノ酸の発見とともに進歩した．アミノ酸が最初に報告されたのはグリシンで，1820年ブラコノ（H. Braconnot, 1780-1855）がゼラチンの加水分解物から分離した．20世紀半ばまでにたんぱく質を構成しているアミノ酸が相次いで発見された．

　たんぱく質の栄養価の研究は，1906年に英国のウィルコック（E. G. Willcock）とホプキンス（F. G. Hopkins, 1861-1947）が，ラットについてトリプトファンとリジンが飼料中に必要らしいことを認めた．米国の**オズボーン**（T. B. Osborne, 1855-1922）と**メンデル**（L. B. Mendel, 1872-1935，図11-8）も1914年にリジンとトリプトファンの必須性を明らかにし，アミノ酸の補足効果も明らかにした．

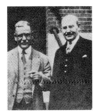

●図11-8●
オズボーン（左）
とメンデル（右）

　米国の**ローズ**（W. C. Rose, 1887-1985，図11-9）は，未知のアミノ酸の存在を推定し，1935年に最後の必須アミノ酸であるスレオニンを発見した．さらにローズは1942年より約10年をかけてヒトの必須アミノ酸に関する実験を行い，イソロイシン，ロイシン，リジン，メチオニン，フェニルアラニン，スレオニン，トリプトファン，バリンの8種の必須アミノ酸必要量を決定した．

　1883年デンマークのケルダール（J. G. Kjeldahl, 1849-1900）によってたんぱく質の硫酸分解による窒素定量法が開発され，窒素出納法によるたんぱく質の栄養価測定が容易にできるようになった．ドイツのトーマス（K. Thomas, 1883-1969）は1909年に生物価という概念とその測定法を提案した．その後，ミッチェル（H. H. Mitchell, 1886-1966）によって生物価の定義が確立された．これ以降，正味たんぱく利用率（NPU：net protein utilization），アミノ酸スコアなど様々な方法が提案され実用化されている．

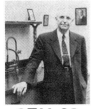

●図11-9●
ローズ

115

　たんぱく質の栄養価に関する研究を進める段階で，精製した炭水化物，脂肪，たんぱく質，無機質だけでは実験動物を正常には飼育できないことがわかってきた．1880年ルーニン（N. Lunin, 1853-1937）は，その当時知られている食品成分を精製して与えると動物は成長しないことを知り未知の食品成分があることを想像した．1912年，英国のホプキンスも乳汁中には未知の微量な副栄養素が含まれていると発表した．

　これより前オランダの生理学者エイクマン（C. Eijkman, 1858-1930）はニワトリに白米を与えて脚気の症状を起こさせ，これに糠を与えると治癒することを明らかにした．鈴木梅太郎（1874-1943，図11-10，11.5節参照）（1911年）とフンク（C. Funk, 1884-1967）（1912年）はそれぞれ独立に，脚気の研究を行い，既知の栄養素以外の成分も必要であるという概念を確立した．2人は，この未知の成分を純粋な化合物として単離することに成功した．鈴木はオリザニン，フンクはビタミン（vitamine）と名付けた．しかし，オリザニンもビタミンも純粋な化合物ではなかったが，これらの発見は栄養学の進歩に大きな転機をもたらし，抗脚気ビタミンのほか多数のビタミンが発見されていった．同時代にマッカラムらは，この栄養素には脂溶性A（1913年）と水溶性B（1915年）があることを報告した．

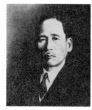
●図11-10●
鈴木梅太郎

　1907年ノルウェーのホルスト（A. Holst, 1861-1931）は，当時船乗りの間に流行していた"航海脚気（今日の壊血病）"の原因究明のためモルモットを用いた実験で，新鮮なキャベツを与えるとこの病気が治癒することを発見していた．1928年，セント・ジェルジ（A. Szent-Gyorgyi）は還元性と抗壊血病性をもつアスコルビン酸を発見した．英国のドラモンド（J. Drummond, 1891-1952）は，キャベツ中の因子は脂溶性A，水溶性Bとは異なるものであると考え水溶性Cを提唱し，これらの3種類はいずれも生命維持に必要であることを考慮して，3種類の名称をvitamin A, B, Cと命名することを提案した．

　ビタミンAは，1917年にマッカラムがバター中に抗眼病因子として発見した．1919年英国のメランビー（E. Mellanby, 1884-1955）は，肝油中に抗くる病作用があることを報告し，1922年にマッカラムがビタミンDと命名した．

　1923年にエヴァンス（H. M. Evans, 1882-1971）は脂溶性の抗不妊因子としてビタミンEを発見した．また，血液凝固に必要なビタミンKはデンマークのダム（H. Dam, 1895-1976）によって発見された（1929〜1930年）．

　1926年にはビタミンBと呼ばれていたものが，加熱によって抗脚気作用は失われるが，成長促進作用は残ることがわかり，1種類でないことがわかってきた．そこで，2つの因子は抗脚気因子をB_1，成長促進因子をB_2と呼ぶことにした．1937年ペラグラの予防因子はエルヴィーエム（C. Elvehjem, 1901-1962）によって単離され，ニコチン酸と命名された．その後急速に他のB類ビタミンが発見された．ビタミンB_6は抗皮膚炎因子として1938年ドイツのクーン（R. Kuhn, 1900-1967）ら5人の研究者によって，別々に，世界各地で，しかもほとんど同時に分離，結晶化された．パントテン酸はウィリアムズ（R. J. Williams, 1893-1988）により，1933年にニワトリの皮膚炎を予防する因子として発見された．ビオチンは1927年ボア

ス（M. A. Boas）が生卵白を多量に与えると特有の皮膚炎を起こすことにより発見された．葉酸はウィルズ（L.Wills, 1888-1964）によって抗貧血効果を有している因子として1930年代に発見された．さらに，ビタミンB₁₂は1927年，悪性貧血患者の治験から，マーフィ（W. P. Murphy, 1892-1987），マイノット（G. Minot, 1885-1950），ホイップル（G. H. Whipple, 1878-1976）によって発見の糸口がつくられた．その後1948年になって結晶化され，現在判明しているすべてのビタミンが出そろった．

11.4 ミネラル（無機質）の発見

ビタミンやアミノ酸の供給の問題が一段落すると，個々のミネラルについて研究されるようになった．

1873年フォルスター（J. Forster）はほとんどミネラルを含まない飼料でイヌを飼育したところ，筋肉，神経系などに障害が生じ，完全絶食のイヌよりも早く死亡することを観察した．そこで彼は動物組織中に常成分となっているミネラルのうちいくつかは生命に必須で，食物から摂取しなければならないとの結論を発表した．

カルシウムの研究は骨の成分の研究から始まり，1748年スウェーデンのガーン（J. G. Gahn, 1745-1881）が骨の主成分はリン酸カルシウムであると提唱し，1808年にイギリスのデイビー（H. Davy, 1778-1829）がカルシウム元素を発見した．ショッサ（Shossat, 1796-1875）も小鳥は小麦だけでは発育せず，炭酸カルシウムの補給が必要であると報告した．1878年バートラム（J. Bertram）はヒトがカルシウム平衡を維持するために，毎日摂取しなければならない最低のカルシウム量は，食事中に酸化カルシウム（CaO）として0.4gであることを最初に発表した．

リンに関する研究は，尿，腎，レシチン，ケファリン，たんぱく質などにリンが存在することから始まった．1918年オズボーンとメンデルはリン欠乏食で幼若ラットの成長が抑制されるので，リンは必須ミネラルであると報告した．1921年シャーマンとパッペンハイマー（A.M. Pappenheimer）はシロネズミをリン欠乏食で飼育するとくる病になると報告し，さらにマッカラムとサイモン（N. Simmonds）も動物の健康上，飼料中のカルシウムとリンの比率が重要であると述べている．

米国のデニス（W.G. Denis, 1879-1929）は1919年血清中に3〜4mg%のマグネシウムが含まれていることを報告し，1931年にはマッカラムが低マグネシウム食（1.8ppm）でネズミを飼育すると皮膚血管拡張や痙攣などの特異的な欠乏症を呈し，マグネシウム投与で治癒するのを認め，マグネシウムは必須ミネラルであることがわかった．

血液中に常成分として鉄の存在を認めたのはメンギニ（V. Menghini, 1705-1759）であった．1838年スウェーデンの**ベルツェリウス**（J.J. Berzelius, 1779-1848，図11-11）は血液中の鉄含有色素が組織中の呼吸に関与していることを発見した．

1867年になって，ブサンゴーは飼料中や動物体内に含まれる鉄を定量し，鉄はヒトや動物の必須栄養素であるとした．1889年ブンゲ（G. Bunge, 1844-1920）は種々の動物の幼獣が，その母親の乳汁だけでは鉄欠乏になることを指摘した．

1925年米国のエルヴィーエムらは牛乳のみを与えて発症した貧血は鉄を投与す

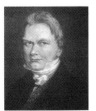

●図11-11●
ベルツェリウス

るだけでは回復せず，キャベツやレタスなどの灰を加えると貧血が治ることを発見した．さらにその灰から有効成分を求めた結果，銅であることが判明し，必須ミネラルであることが証明された．

米国のミッチェルは 1805 年北アメリカ内陸部の草食獣が食塩を貪欲に欲しがることから，食塩は食物中の必須成分であることを主張した．1845 年ブサンゴーは植物の灰分にはカリウム塩が多く，ナトリウム塩が少ないことを報告した．1873〜1874 年ブンゲは，植物性食品はナトリウム塩よりカリウム塩を多く含んでいること，カリウム塩を摂取すると体内のナトリウム排泄が促進されることを報告した．

1811 年フランスのクルトア（B. Courtois, 1777-1838）は海藻の灰よりヨウ素を発見した．1820 年コアンデ（J. F. Coindet, 1774-1834）は焼いた海綿中の有効成分はヨウ素であることを示唆している．1833 年ブサンゴーはヨウ素が甲状腺腫に対する唯一の特効薬であるとした．その後，ヨウ素の過剰投与により障害が頻発し，有害物であるという考えが広まったが，甲状腺にヨウ素が含まれていることが明らかになり，また，ヨウ素摂取量の低い地域で甲状腺腫が発生することがわかり，ヨウ素は必須なミネラルとして認められた．

亜鉛が動物に不可欠な栄養素であることを初めて示したのはベルトラン（G. Bertrand, 1867-1962）とベルゾン（Berzon）で 1922 年であった．亜鉛欠乏では成長遅延，脱毛皮膚の角化が観察された．1966 年プラサド（A. S. Prasad）は，味覚や食欲の減退，成長低下などヒトにおける亜鉛欠乏を報告した．

その他の微量ミネラルで必須性が確かめられたものを年代順に示すと，フッ素（1892 年），マンガン（1931 年），コバルト（1934 年），バナジウム（1954 年），セレン（1957 年），クロム（1959 年），モリブデン（1963 年），ケイ素（1969 年），スズ（1970 年），ニッケル（1970 年）などがある．

11.5 ···· 日本の栄養学の夜明け

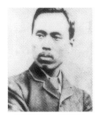
●図11-12●
高木兼寛

白米が都市庶民の間で常食となった江戸時代には，江戸，京都，大阪では脚気が多発し，原因不明の病気として恐れられていた．江戸時代には江戸勤めの武士たちが脚気にかかり，療養のために国許へ帰ろうとして箱根を越すと，どういうわけか病気が治ったので，これを一般に「江戸患い」と呼んだ．

明治時代においても特に長く航海する海軍では脚気患者が異常に多く，30〜40% の海軍軍人が脚気に罹患していた．軍医高木兼寛（1849-1920，図 11-12）は白米

●白米

玄米を精白して糠層と胚芽を取り除いた米．胚乳のみのため，栄養バランスが悪く，副食が必須．

●表11-1● 日本海軍脚気患者数

年	兵員数	患者数	患者発生(%)	死亡数	死亡者(%)
1878（明治 11）	4528	1485	32.8	32	2.15
1879（明治 12）	5081	1978	38.9	57	2.88
1880（明治 13）	4956	1725	34.8	27	1.57
1881（明治 14）	4641	1163	25.1	30	2.56
1882（明治 15）	4769	1929	40.5	51	2.64
1883（明治 16）	5346	1236	23.1	40	3.96
1884（明治 17）	5638	718	12.8	8	1.11
1885（明治 18）	6918	41	0.59	—	—
1886（明治 19）	8475	3	0.04	—	—
1887（明治 20）	9106	—	—	—	—

1884 年「兵食改善」（高木兼寛による）．

に麦を混ぜた米麦混合食を主食とし，これに獣肉，魚肉，練乳，野菜を加えた改善食を考えた．

その結果，海軍では1884年以後脚気患者はほとんど発生しなくなった．このことは，ビタミンB₁発見に連なる先駆的業績であった（表11-1）．

一方，森林太郎（鴎外）（1862-1922，図11-13）ら陸軍軍医首脳は白米食を続け，日露戦争での脚気死亡者は2万7800人に達した．

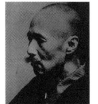
●図11-13●
森 林太郎

一方，西洋では脚気は早くから注目されながら，原因や治療法は全く不明とされていた．当時は病原菌発見がさかんな時代で，あらゆる病因が細菌によってもたらされると思い込まれていたので，穀類の搗精（玄米を白米にすること）が原因であるとは夢にも思わなかった．

1889年オランダのエイクマンはバタビア（今のジャカルタ）の陸軍病院に勤務中，ニワトリがよろよろしながら歩いたり，全然立てなくなったのを見た．それがある日，突然この症状が消えたのに気付いた．餌が白米食から玄米食に変えられたことを知ると，ジャワ刑務所の囚人を対象に実験を行い，1897年，米糠によって脚気を治癒できるという大発見を発表した．

鈴木梅太郎（1874-1943，p.116，図11-10）はコメの研究をしている過程で，1910年脚気に対する有効成分を脱脂糠から抽出し，これをアベリ酸（後にオリザニンと改称）と命名した．オリザニンという名はコメの学名 *Oryza sativa* に基づいている．それまでにわかっている三大栄養素と無機質だけを餌にして，動物に与えると，痙攣を起こして死んでしまうが，この餌にオリザニンを一定量投与すると神経症状が治癒して元気になったのである．ところがその頃の日本の医学者たちは食物中のある栄養素が欠乏するだけで死に至る病気があるなどと信じなかった．

1911年英国リスター研究所のフンクが同じように糠から脚気に対する有効成分を見つけ，結晶として抽出した．さらにこの物質は窒素を含むことから一種のアミンと考え，生命に必要なアミン vital amine という意味でビタミン vitamine と命名して発表した（1912年）．実際には日本で最初に発見されながら，鈴木の発表は日本語で書かれていたために欧米人の目にふれず，世界ではフンクのビタミンという名前が定着した．

明治・大正時代の庶民の生活は貧しく，生活の困窮度に対応して食生活も粗末なものであった．労働条件が悪いために結核や脚気にかかる人も少なくなく，逃亡したり，自殺を図る例もあった．よい食事・悪い食事の判断は，肉・魚はご馳走というように，見かけや口当たりが基準であった．こうした社会情勢を背景にして，佐伯矩（1876-1959，図11-14）は「経済栄養法」を提唱した．

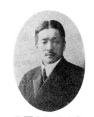
●図11-14●
佐伯 矩

玄米
コメから籾殻を除去したコメは玄米といい胚乳，胚芽，果皮からなっている．精米しないので，ビタミンや食物繊維が豊富．

七分搗き米
玄米から糠層を7割取った精米．コメに甘さがあり，胚芽の栄養分が一部残っている．

佐伯の考えは，栄養は生化学を基礎にした大衆の中に入る実践の学であるという信念から，1914年私立の栄養研究所を設立し，1917年には研究所内で初めて栄養学講習会を開いた．1920年，彼の年来の主張が結実して内務省栄養研究所（後に国立栄養研究所）が設立された．日本人ばかりでなく，諸外国からの見学者も多かった．所内ではコメの消化吸収率や，熱量計による代謝量などが研究され，ここで多数の栄養の専門家が育った．また，1921年には「栄養学会」を創設した．第2次世界大戦後，栄養学と食糧学との両分野の専門家が協力する学会「栄養・食糧学会」が設立された（1947年）．佐伯はさらに栄養指導者の必要性を考え，1924年世

界で初めて「栄養学校」を設立し，1926 年 15 人の卒業生を出した．これが「栄養士」の始まりである．（厚生省（現厚生労働省）による栄養士規則が発令されたのは 1945 年のことである）．

栄養学は様々な困難に打ち勝った先人たちの情熱と信念で発展してきた．それに加えて，分析技術の進歩やヒトの病気を，実験動物を用いて同様の症状を起こさせることに成功した着想が発展の端緒となった．日本では戦時下の厳しい栄養状態の中での，**玄米，七分搗き米，胚芽米論争**，第 2 次世界大戦後の最低栄養生活を経て今日の繁栄があることを忘れてはならない．

胚芽米
玄米から糠層のみを取り除いて，胚芽が残るようにした米．玄米に比べて消化吸収がよく，白米に比べてビタミン特に B₁ と E や食物繊維を多く含む．

11.6 ····· これからの栄養学

1）栄養学の実践

栄養学は，長い間食物中の栄養成分をターゲットに研究されてきたが，20 世紀半ばまでに，身体を構成する栄養素はほとんどが発見され，食物の栄養素の欠乏に起因する病気の治療法も明らかになった．

国民の食生活改善を役割とすべく，1926 年に生まれた日本の栄養士は，世界でも初めての専門職の誕生であった．1945 年，**終戦**を迎えた日本では，戦時中から続いた深刻な食糧不足によって，多くの人々が飢えや栄養失調に苦しんでいた．そのような状況では，敗戦後の限られた食糧を有効活用し，上手に栄養を摂取する方法を提案したり，国民の栄養調査を実施したりと，栄養士の役割と活躍の場は急速に広がっていった．このことは，栄養学を実践する人々の活躍が，栄養学発展の礎になっていくこととなった．

終戦
1945（昭和 20）年 8 月 15 日，日本の第 2 次世界大戦の敗戦日．

戦後の復興を経て日本の食糧事情は好転し，栄養士が担う役割も時代とともに変化して来た．20 世紀後半では，社会経済の高度成長化の波に乗ってもたらされたいくつかの問題を解決するための取り組みが必要となった．それに伴い健康・栄養施策や栄養士・管理栄養士の教育制度の改革があった．

2）社会の変化と人々の生活

1960 年代から日本はめざましい高度経済成長を遂げ，それに伴って人々のライフスタイルも変化し，便利・快適さを求めるようになった．国民の食生活は様変わりし，栄養素摂取不足から飽食・過食の時代になり，過剰摂取や栄養素摂取の偏りがより大きな問題となった．

レイチェル・ルイーズ・カーソン
Rachel Louise Carson, 1907-1964. 米国の生物学者．農薬で利用されている化学物質の危険性を取り上げた著書『沈黙の春』（Silent Spring）は，アメリカにおいて半年間で 50 万部も売り上げた．

同時に世界的に環境破壊問題が注目された．**レイチェル・カーソン**の『沈黙の春』は自然破壊に警告を発した先駆書として，環境問題の告発という大きな役割を果たし，現代**エコロジー**運動の発展に寄与した．日本でも，公害など新たな社会問題が生まれ深刻化し 1971 年環境庁（現環境省）が設置された．地球上の生物の共存共栄を視野に入れた取り組みが必要となった．

エコロジー
（ecology）
環境と生物との相互関係を研究対象とする学問である生態学を指す．現在は，自然環境保護運動や，人間生活と自然との調和，共存をめざす考え方．

1973 年の石油危機以来コンピューターを導入して生産効率を高める（IT 革命）など，IT 導入が進み，世の中が IT 社会になり，21 世紀は IT なしには生活ができないまでになっている．IT 社会での専門職の活躍には，スピードや連携とともにグローバルな視点が必要となった．

IT
Information Technology（情報技術）
インターネットを中心とする情報技術．IT 革命とは経済構造の変化を象徴する言葉．

3）少子高齢化の進展と疾病構造の変化

　戦後，我が国の総人口は増加を続け，1967年には初めて1億人を超えたが，2008年の1億2808万人をピークに減少に転じ，2060年には8674万人まで減少するとの試算がある（国立社会保障・人口問題研究所）．

　成人（15～64歳）の数は，2010年には総人口の約25%であったが，2060年には約16%にまで減少することが見込まれている．一方，65歳以上の高齢者人口は，3617万人（2020年9月15日現在推計），総人口に占める割合は28.7%と過去最高となった．日本は少子高齢社会を迎えたのである．

　疾病構造の変化は，日々の食生活・栄養が健康や疾病に大きく関与しており，終戦前の第1位は結核であったが，終戦から経済成長期に入ると，脳血管疾患，心疾患，がん（悪性新生物）が増加し，現在ではがんが死亡の第1位である．生活習慣病（1996年厚生省が成人病より改称した）による死亡割合は，1940年には全死亡の19.0%であったのに対し，1960年では44.2%，2000年では59.8%とおよそ6割を占めている．さらに，高齢者の低栄養（PEM）の問題も忘れてはならない．

4）政策・制度の変遷と栄養士・管理栄養士の養成

（1）食事を中心とした栄養政策

　1947年には「栄養士法」が制定され，栄養士の社会的な位置づけが確立され，国家資格として公的に認められた「栄養士」が誕生した．

　1949年から「栄養改善普及運動」（現食生活改善普及運動）が開始され，保健所の栄養士が中心となり，他職種と連携しながら住民の栄養相談に応じ，合理的な調理法の指導や栄養指導教材の配布を行っていた．また栄養指導車（キッチンカー）による食事の巡回指導が1956年から開始された．

　経済成長期にはいわゆる生活習慣病対策のために，より高度な栄養管理が必要となり，1962年栄養士法の一部改正により「管理栄養士制度」を創設，管理栄養士の養成が始まった．当時は，栄養士と管理栄養士の専門性の区別がなかったが，2000年の栄養士法の一部改正により，栄養士法にそれぞれの業務が明文化された．

（2）科学的なエビデンスに基づく政策プロセス

　1920年に設立された栄養研究所（現国立健康・栄養研究所）では，戦前から主要な食品の成分分析やデータの整備，栄養素等摂取量の基準の策定などを行っている．さらに，大学などの研究機関による調査・研究によって，日本は100年以上にわたり栄養政策・栄養学研究の基礎となる科学的なデータを蓄積している．また，様々な学術団体による研究成果の普及や情報提供などの活動が行われており，栄養学研究の発展にも大きく貢献している．これらの活動には長い歴史がある．

　日本では健康・栄養政策を効率的・効果的に推進するために，各種調査や研究により明確化した健康・栄養課題の解決に向け，政策を計画（P），実施（D），評価（C），改善（A）することで政策を発展させている．また，国民の健康・栄養状態を把握することを目的に，健康増進法に基づき「国民健康・栄養調査」を毎年実施しているが，70年以上にもわたって毎年実施している国は他にないといわれている．

（3）人材の養成と全国への配置

　1924年，佐伯矩が設立した「栄養学校」の15人で始まった日本の栄養士は，

低栄養（PEM）
protein energy malnutrition.

栄養士
それまでは，栄養手，栄養技手の名称が使われていた．
「士」は「成年の男子」「役人」の意味，転じて「学問や教養のある人」「事を処理する能力のある人」．
「師」は「多くの人々」「いくさ」の意味があり，転じて「教え導く者」，接尾語的に用いられて，「技術者や専門家」の意味．

食生活改善普及運動
栄養士以外に食生活改善推進員（ヘルスメイト）を市町村が養成してボランティアとして健康づくり活動をしている．現在は食育アドバイザーも併名．

栄養指導車（キッチンカー）
バスを改造して調理設備を備えた車．市町村を巡回して講習会を行った．栄養についての話しや試食があり，大勢が集まった．

国民健康・栄養調査
1945年実施の栄養調査を起源とし，当初は，国際機関等からの食糧支援のために必要な基礎資料を得ることが目的でその後，健康増進や生活習慣病対策に資する基礎資料を得るための調査へと発展した．

1933年から栄養士養成所（校）が設立され，1945年では14施設となり，約7000人（1945〜1950年までの累計）となった．その後増加し続け2018（平成30）年では栄養士養成施設156校，管理栄養士養成施設149校となっている．

毎年，栄養士は約2万人，管理栄養士は約1万人が誕生し，今日までに栄養士免許取得者は約106万人，管理栄養士免許登録数は約21万（2016（平成28）年12月）である．

日本は時代の変化に応じた栄養専門職の役割を見出すことにより，約100年にわたり栄養専門職を養成し，全国に配置してきた．

5）栄養学とエスディージーズ（SDGs）

SDGsとは「Sustainable Development Goals（**持続可能な開発目標**）」の略称で，2015年9月の国連サミットで採択され，**国連加盟国**が**15年間**で達成するために掲げた17の**目標**である（図11-15）．

SDGsを理解し，持続可能な未来のために社会課題に関心をもつことが大切で，栄養学を専門とする人々にもできることは数多くある．2030年の世界を変え，その先の未来に引き継いでいくためには，SDGsを特別なものとしてではなく，自分ごととして捉え，それぞれの活動，生活の中に浸透させていくことが大切である．

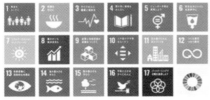

●図11-15● SDGsの17のゴール
（参照：国連開発計画駐日代表事務所）

1〜6の目標は，貧困や飢餓，健康や教育，さらには安全な水などの課題である．日本の子どもの6〜7人に1人が貧困といわれ，**ジェンダー平等**に関しても153カ国のうち121位（2020年12月世界経済フォーラムで発表）である．7〜12の目標はエネルギーの問題，働きがいや経済成長，住み続けられる町づくりなどで，原子力発電を始め少子高齢社会の日本が抱える問題でもある．13〜17の目標は環境問題や気候変動で，食品工業を始め，食と健康に関する様々な分野で取り組まなければならない．

6）栄養学のレガシーを未来へ

栄養学を学ぶ意義は，それが人々の健康を支えるための知識であり，保健・医療・福祉で働く栄養士・管理栄養士の専門職にとって，真に専門領域であるからである．専門職がその能力を発揮するには，しっかりとした知識の裏付けがあれば最大限に発揮できる．

栄養学の知識は**実践**してこそその意義をもつのであって，日本が戦後の復興から高度な経済成長を遂げる中で，栄養学を専門とする人々が実践してきた健康・栄養施策，専門職の育成，様々な実践活動，それらは100年以上にわたって培ってきた**レガシー**である．これらのレガシーを栄養学の導入教育や卒後教育に活用することが，保健・医療福祉など多職種専門職との共働の場における実践につながっていく．

参考図書

● 第 1 章

1）国立健康・栄養研究所監修：国民栄養の現状，第一出版，2021
2）Gratzer, W. 著，水上茂樹訳：Terrors of the Table: The Curious History of Nutrition（栄養学の歴史）．講談社サイエンティフィク，2008
3）Brown, J. E.: The Science of Human Nutrition, Harcourt Brace Jovanovich, Inc., 1990
4）最新医学社編：再生医療の最新とその進歩．最新医学 Vol.69（7月増刊），最新医学社，2014
5）WHO: Sustainable Healthy Diets Guiding Principles, 2019
6）厚生労働省，農林水産省：食事バランスガイド—フードガイド（仮称）検討会報告書，第一出版，2005
7）Breslow, L., Enstrom, J. E.: Persistence of health habits and their relationship to mortality. Preventive Medicine, 9(4), 469-483, 1980
8）厚生省，公衆衛生審議会：生活習慣に着目した疾病対策の基本的方向性について（意見具申），平成8年12月18日 https://www.mhlw.go.jp/www1/houdou/0812/1217-4.html
9）医薬基盤・健康・栄養研究所監修：国民健康・栄養の現状―令和元年厚生労働省国民健康・栄養調査報告より―，第一出版，2021
10）メタボリックシンドローム診断基準検討委員会：メタボリックシンドロームの定義と診断基準．日本内科学会雑誌，94(4), 188-203, 2005
11）厚生労働省：健康日本21（第二次） https://www.mhlw.go.jp/stf/seisakunitsuite/bunya/kenkou_iryou/kenkou/kenkounippon21.html
12）厚生労働省「日本人の食事摂取基準（2020年版）」策定検討会報告書：日本人の食事摂取基準（2020年版），第一出版，2021
13）香川靖雄ほか：遺伝子多型と日本人の栄養．栄養学雑誌，59(5), 213-220, 2001
14）医薬基盤・健康・栄養研究所監修，柴田克己，合田敏尚編：健康・栄養科学シリーズ 基礎栄養学 改訂第6版，南江堂，2020

● 第 2 章

1）石浦章一監修：運動・からだ図解 脳・神経のしくみ，マイナビ出版，2016
2）佐々木 努編：もっとよくわかる！食と栄養のサイエンス—食行動を司る生体恒常性維持システム（実験医学別冊），羊土社，2021
3）櫻井 武：食欲の科学（ブルーバックス），講談社，2012
4）今田純雄，斉藤幸子監修，今田純雄，和田有史編：食行動の科学—「食べる」を読みとく（食と味嗅覚の人間科学），朝倉書店，2017
5）石田直理雄，本間研一編：時間生物学事典，朝倉書店，2008
6）香川靖雄ほか編著：時間栄養学—時計遺伝子と食事のリズム，女子栄養大学出版部，2009
7）中村和弘，中村佳子：肥満研究，23, 161-168, 2017

8）Oike, H., Oishi, K., Kobori, M.: Nutrients, clock genes, and chrono-nutrition. Current Nutrition Reports, 3 (3), 204-212, 2014
9）文部科学省：全国学力・学習状況調査，全国体力合計点調査（いずれも2019年度）

● 第 3 章

1）林 淳三：改訂基礎栄養学（Nブックス），建帛社，2010
2）田地陽一：基礎栄養学 第4版（栄養科学イラストレイテッド），羊土社，2021
3）灘本知憲：基礎栄養学 第5版（新食品・栄養科学シリーズ），化学同人，2021
4）中屋 豊，宮本賢一編：エッセンシャル基礎栄養学，医歯薬出版，2005
5）日本生化学会編：細胞機能と代謝マップ〈1〉細胞の代謝・物質の動態，東京化学同人，1997
6）坂井建雄総編集：カラー図解 人体の正常構造と機能［全10巻縮刷版］改訂第2版，日本医事新報社，2012
7）佐藤達夫監修，坂井建雄，河原克雅編著：新版 からだの地図帳，講談社，2013
8）堺 章：新訂 目でみるからだのメカニズム，医学書院，2002
9）Netter, F. H. 著，相磯貞和訳：ネッター解剖学アトラス，南江堂，2011
10）細谷憲政監修，武藤泰敏編著：消化・吸収—基礎と臨床（改訂新版），第一出版，2002
11）渡邉早苗ほか編著：新しい臨床栄養管理 第3版，医歯薬出版，2010
12）安田是和監修：消化・吸収・排泄イラストレイテッド—病態生理とアセスメント，学研メディカル秀潤社，2010
13）相澤 徹ほか：体のしくみを理解するための解剖生理学，丸善，2003

● 第 4 章

1）厚生労働省「日本人の食事摂取基準（2020年版）」策定検討会報告書：日本人の食事摂取基準（2020年版），第一出版，2021
2）Carpenter, K. J.: The 1993 W. O. Atwater centennial memorial lecture: The life and times of W. O. Atwater (1844-1907). The Journal of Nutrition, 124, 1707S-1714S, 1994
3）運動基準・運動指針の改定に関する検討会：健康づくりのための身体活動基準2013，厚生労働省，2013
4）Black, A. E., et al.: Human energy expenditure in affluent societies: an analysis of 574 doubly-labelled water measurements. European Journal of Clinical Nutrition, 50, 72-92, 1996
5）Ishikawa-Takata, K., et al.: Physical activity level in healthy free-living Japanese estimated by doubly labelled water method and international physical activity questionnaire. European Journal of Clinical Nutrition, 62, 114-121, 2008

6）Ishikawa-Takata, K., et al.: Use of doubly labeled water to validate a physical activity questionnaire developed for the Japanese population. Journal of Epidemiology, **21**, 114-121, 2011

7）Ainsworth, B. E., et al.: Compendium of physical activities: an update of activity codes and MET intensities. Medicine & Science in Sports & Exercise, **32**, S498-516, 2000

8）下村吉治：スポーツと健康の栄養学，ナップ，2002

9）Gallagher, D., et al.: Organ-tissue mass measurements allows modeling of REE and metabolically active tissue mass. The American Journal of Physiology, **275**, E249-258, 1998

10）厚生労働省：食生活改善指導関東者研修テキスト（5）運動の基礎科学，2008

11）Pamela, C. C., et al.: Lippincott's Illustrated Reviews: Biochemistry, 4th ed. Lippincott Williams & Wilkins, 2008

12）伏木 亨ほか編：身体運動・栄養・健康の生命科学 Q&A―栄養と運動，杏林書院，1999

13）大野秀樹ほか編：運動生理・生化学辞典，大修館書店，2001

● 第5章

1）Pamela, C. C., Richard, A. H., Denise, R. F.: Lippincott's Illustrated Reviews: Biochemistry, 4th ed. Lippincott Williams & Wilkins, 2008

2）前場亮太：イラストでまなぶ生化学，医学書院，2005

3）Whinntney, E. N., Rolfes, S. R.: Understandinging Nutrition, 6th ed. West Publishing Company, 1993

4）医療情報科学研究所編：病気が見える Vol.3 糖尿病・代謝・内分泌（第5版），メディックメディア，2019

5）川端輝江：オールカラー しっかり学べる！栄養学，ナツメ社，2012

6）細谷憲政：臨床栄養のための Glycemic Index―食後の血糖値上昇抑制への効果と活用―，第一出版，2011

7）日本食物繊維学会：食物繊維―基礎と応用―（第3版），第一出版，2008

8）光岡知足：腸を鍛える―腸内細菌と腸内フローラ，祥伝社，2015

9）厚生労働省「日本人の食事摂取基準（2020年版）」策定検討会報告書：日本人の食事摂取基準（2020年版），第一出版，2021

● 第6章

1）清水孝雄監訳：イラストレイテッド ハーパー・生化学，丸善，2016

2）林 典夫，廣野治子監修，野口正人，五十嵐和彦編：シンプル生化学，南江堂，2020

3）木戸康博，小林ゆき子：たんぱく質・アミノ酸の食事摂取基準．静脈経腸栄養，**25**(3)，773-782，2010

4）Metges, C. C., Barth, C. A.: Metabolic consequences of a high dietary-protein intake in adulthood: assessment of the available evidence. J. Nutr., **130**（4），886-889，2000

5）厚生労働省「日本人の食事摂取基準（2020年版）」策定検討会報告書：日本人の食事摂取基準（2020年版），第一出版，2021

● 第7章

1）日本動脈硬化学会：動脈硬化疾患予防ガイドライン 2017年版，2017

2）Murray R. K. et al.: Harper's Biochemistry, 25th ed. McGraw-Hill, 2000

3）厚生労働省「日本人の食事摂取基準（2020年版）」策定検討会報告書：日本人の食事摂取基準（2020年版），第一出版，2021

4）中尾一和・門脇 孝：脂肪細胞の驚異と肥満―生活習慣病の解明に向けて，講談社，1999

5）日本栄養・食糧学会編：栄養・食糧学用語辞典，建帛社，2015

6）日本動脈硬化学会編：動脈硬化性疾患予防のための脂質異常症治療ガイド2018年版，2018

7）日本肥満学会編：肥満症診療ガイドライン2016，ライフサイエンス出版，2016

8）文部科学省：日本食品標準成分表2020年版（八訂）https://www.mext.go.jp/a_menu/syokuhinseibun/mext_01110.html

● 第8章

1）日本ビタミン学会編集：ビタミン・バイオファクター総合事典，朝倉書店，2021

2）柴田克己ほか：基礎栄養学 第6版，南江堂，2020

3）Rodwell, V. W., et al. 著，清水孝雄監訳：イラストレイテッド ハーパー・生化学（原書30版），丸善出版，2016

4）柴田克己ほか：ビタミンの新栄養学，講談社，2012

● 第9章

1）White, A., et al.: Principles of Biochemistry, 2nd ed. McGraw-Hill, 1959

2）高橋徹三，鈴木 健：最新栄養化学，医歯薬出版，1985

3）鈴木継美，和田 攻編：ミネラル・微量元素の栄養学，第一出版，1998

4）野口 忠ほか：最新栄養化学，朝倉書店，2000

5）Karppanen, H., et al.: Minerals, coronary heart disease and sudden coronary death. Advances in Cardiology, **25**, 9-24, 1978

6）三木隆己，森井浩世：カルシウム代謝の調節因子．臨床栄養，**74**, 580-588, 1989

7）糸川嘉則，齋藤 昇編著：マグネシウム―成人病との関係，光生館，1995

8）田地陽一：基礎栄養学 第4版，p.149，羊土社，2021

9）谷川直之監修，藤井順逸，鈴木敬一郎編：活性酸素 Q & A，p.10，医薬ジャーナル社，1996

10）林 淳三：栄養生理生化学，p.23，建帛社，1983

11）八幡義人：鉄．臨床検査，**34**, 1311-1321, 1990

12）苅米重夫：鉄．日本臨床，1985 年春季増刊，532-537，1985

13）厚生労働省「日本人の食事摂取基準（2020 年版）」策定検討会報告書：日本人の食事摂取基準（2020 年版），第一出版，2021

14）林　淳三：四訂 栄養学総論，p.88，建帛社，2020

● 第 10 章

1）大村健二：身につく水・電解質と酸塩基平衡症例満載！ 基礎から学ぶ臨床輸液，南江堂，2007

2）原田玲子ほか：人体の構造と機能 第 4 版，医歯薬出版，2015

3）山本みどり，佐々木公子編：管理栄養士国家試験合格レシピ，メディカ出版，2007

4）山門　實：JJN ブックス ナースのための水・電解質・輸液の知識，医学書院，2001

5）坂井健雄：系統看護学講座 専門基礎（1）人体の構造と機能 解剖生理学 1，医学書院，2014

● 第 11 章

1）島薗順雄：栄養学の歴史（栄養学ライブラリー），朝倉書店，1989

2）グラットザー，W. 著，水上茂樹訳：栄養学の歴史，講談社サイエンティフィク，2008

3）カーソン，レイチェル著，青樹築一訳：沈黙の春，新潮文庫，1974

4）厚生労働省：誰一人取り残さない「日本の栄養政策」—持続可能な社会の実現のために—，2021　https://www.mhlw.go.jp/content/000587162.pdf

5）管理栄養士国家試験出題基準（ガイドライン）改定検討：管理栄養士・栄養士を取り巻く状況と管理栄養士国家試験出題基準（ガイドライン）改定の歩み（資料 3），2019　https://www.mhlw.go.jp/content/10901000/000358651.pdf

6）国際連合広報センター：SDGs のポスター・ロゴ・アイコンおよびガイドライン，2020　https://www.unic.or.jp/activities/economic_social_development/sustainable_development/2030agenda/sdgs_logo/

第35回　基礎栄養学（令和3年3月）No.68～81，14題

68 遺伝形質に関する記述である．最も適当なのはどれか．1つ選べ．
(1) 遺伝子多型は，遺伝子変異の発生頻度が集団の1%未満である．
(2) 遺伝子多型は，食習慣の影響を受けて生じる．
(3) 遺伝子多型の出現頻度は，人種による差異がない．
(4) b3アドレナリン受容体遺伝子の変異は，肥満のリスクを高める．
(5) 倹約（節約）遺伝子は，積極的にエネルギーを消費するように変異した遺伝子である．

69 食欲の調節に関する記述である．最も適当なのはどれか．1つ選べ．
(1) 摂食中枢は，大脳皮質に存在する．
(2) 血中遊離脂肪酸の増加は，満腹中枢を刺激する．
(3) 血糖値の上昇は，摂食中枢を刺激する．
(4) レプチンの分泌量は，体脂肪量の影響を受ける．
(5) グレリンは，食欲を抑制する．

70 管腔内消化の調節に関する記述である．最も適当なのはどれか．1つ選べ．
(1) 胃相とは，食物が胃に入る前に起こる胃液分泌の変化をいう．
(2) 消化管運動は，交感神経系により促進される．
(3) ガストリンは，ペプシノーゲンの分泌を抑制する．
(4) コレシストキニンは，膵リパーゼの分泌を促進する．
(5) セクレチンは，胃酸の分泌を促進する．

71 糖質の代謝に関する記述である．最も適当なのはどれか．1つ選べ．
(1) 解糖系は，酸素の供給を必要とする．
(2) 赤血球におけるATPの産生は，クエン酸回路で行われる．
(3) グルクロン酸経路（ウロン酸経路）は，ATPを産生する．
(4) ペントースリン酸回路は，脂質合成が盛んな組織で活発に働く．
(5) 糖質の摂取は，血中遊離脂肪酸値を上昇させる．

72 血糖の調節に関する記述である．最も適当なのはどれか．1つ選べ．
(1) 食後には，グルカゴンは，筋肉へのグルコースの取り込みを促進する．
(2) 食後には，インスリンは，肝臓のグリコーゲン分解を促進する．
(3) 食後には，単位重量当たりのグリコーゲン貯蔵量は，肝臓よりも筋肉で多い．
(4) 空腹時には，トリグリセリドの分解で生じたグリセロールは，糖新生に利用される．
(5) 急激な無酸素運動時のグルコース生成は，主にグルコース・アラニン回路による．

73 摂取するたんぱく質の量と質に関する記述である．最も適当なのはどれか．1つ選べ．
(1) 飢餓時には，窒素出納が正になる．
(2) 過剰なたんぱく質の摂取は，アミノ酸の異化を亢進する．
(3) たんぱく質効率（PER）は，生物価に消化吸収率を加味する．
(4) アミノ酸価は，摂取エネルギー量に影響される．
(5) 可欠アミノ酸は，体たんぱく質合成に利用されない．

74 脂質の代謝に関する記述である．最も適当なのはどれか．1つ選べ．
(1) ホルモン感受性リパーゼの活性は，インスリンにより亢進する．
(2) 脂肪細胞内のトリグリセリドは，主にリポたんぱく質リパーゼにより分解される．
(3) 食後は，肝臓でケトン体の産生が促進する．
(4) カイロミクロンは，小腸上皮細胞で合成される．
(5) VLDLのトリグリセリド含有率は，カイロミクロンより高い．

75 コレステロールに関する記述である．最も適当なのはどれか．1つ選べ．
(1) エストロゲンは，血中LDLコレステロール値を上昇させる．
(2) コレステロールの合成は，フィードバック阻害を受けない．
(3) HDLは，レシチンコレステロールアシルトランスフェラーゼ（LCAT）の作用によりコレステロールを取り込む．
(4) コレステロールは，ペプチドホルモンの前駆体である．
(5) 胆汁酸は，胆嚢で産生される．

76 脂溶性ビタミンに関する記述である．最も適当なのはどれか．1つ選べ．
(1) 吸収された脂溶性ビタミンは，門脈に流れる．
(2) ビタミンAは，遺伝子発現を調節する．
(3) ビタミンDは，腸内細菌により合成される．
(4) ビタミンEは，膜脂質の酸化を促進する．
(5) ビタミンKは，血液凝固を抑制する．

77 水溶性ビタミンに関する記述である．最も適当なのはどれか．1つ選べ．
(1) ビタミンB_1は，ピルビン酸をアセチルCoAに変換する反応の補酵素である．
(2) ビタミンB_6必要量は，たんぱく質摂取量の影響を受けない．
(3) ナイアシンは，グルタミン酸から合成される．
(4) ビタミンB_{12}は，主に空腸で吸収される．
(5) ビタミンCは，還元型ビタミンEを酸化型に変換する．

78 鉄に関する記述である．最も適当なのはどれか．1つ選べ．
(1) 鉄は，汗に含まれる．
(2) 鉄の吸収率は，ヘム鉄よりも非ヘム鉄の方が高い．
(3) 非ヘム鉄は，3価鉄として吸収される．
(4) 貯蔵鉄は，トランスフェリンと結合している．
(5) ヘモクロマトーシスは，鉄の欠乏症である．

79 体水分に関する記述である．最も適当なのはどれか．1つ選べ．
(1) 体重1kg当たりの水分量は，体脂肪率が高い者の方が低い者より多い．
(2) 成人の体水分の分布は，細胞内液よりも細胞外液の方が多い．
(3) 栄養素1g当たりの代謝水は，脂質が最も多い．
(4) 不可避尿量は，飲水量に影響される．
(5) 水分必要量は，不可避尿量と等しい．

80 エネルギー消費量に関する記述である．最も適当なのはどれか．1つ選べ．
(1) 基礎代謝量は，体脂肪率に比例する．
(2) 安静時代謝量は，基礎代謝量より高い．
(3) メッツ（METs）は，1日のエネルギー消費量を基礎代謝量の倍数で表したものである．
(4) 身体活動レベル（PAL）は，身体活動の種類（歩く，走る等）ごとのエネルギー消費量を示す指標である．
(5) 食事誘発性熱産生（DIT）は，1日のエネルギー消費量に含まれない．

81 エネルギー代謝とその測定法に関する記述である．最も適当なのはどれか．1つ選べ．
(1) 物理的燃焼値と生理的燃焼値の差は，たんぱく質より糖質が大きい．
(2) 呼吸商は，消費された酸素量を排出された二酸化炭素量で除して求める．
(3) 糖質のみが燃焼した時の呼吸商は，0.7である．
(4) 間接法は，身体から放散される熱量を測定する方法である．
(5) 二重標識水法は，安定同位体を用いる方法である．

第34回　基礎栄養学（令和2年3月）No.68〜81, 14題

68 食欲と日内リズムに関する記述である．最も適当なのはどれか．1つ選べ．
(1) 食経験は，食欲の形成に影響しない．
(2) 血中遊離脂肪酸濃度の上昇は，食欲を抑制する．
(3) レプチンは，摂食を促進する．
(4) 食事のサイクルは，日内リズムに影響しない．
(5) 視床下部の視交叉上核は，日内リズムを調節する．

69 消化酵素に関する記述である．最も適当なのはどれか．1つ選べ．
(1) α-アミラーゼは，チモーゲンとして分泌される．
(2) トリプシンは，エキソ型酵素である．
(3) 膵リパーゼの働きは，胆汁酸によって抑制される．
(4) ペプシンの至適pHは，弱アルカリ性である．
(5) スクラーゼは，膜消化に関わる．

70 糖質の代謝に関する記述である．最も適当なのはどれか．1つ選べ．
(1) 糖質の摂取量増加は，ビタミンB6の必要量を増加させる．
(2) グルコースは，脂肪酸に変換されない．
(3) グルコースは，可欠アミノ酸に変換されない．
(4) ペントースリン酸回路は，リボース5-リン酸を生成する．
(5) 赤血球には，解糖系が存在しない．

71 血糖とその調節に関する記述である．最も適当なのはどれか．1つ選べ．
(1) 筋肉グリコーゲンは，血糖維持に利用される．
(2) インスリンは，筋肉への血中グルコースの取り込みを抑制する．
(3) 健常者の血糖値は，食後約3時間で最高値となる．
(4) 糖新生は，筋肉で行われる．
(5) アドレナリンは，肝臓グリコーゲンの分解を促進する．

72 たんぱく質とアミノ酸の代謝に関する記述である．最も適当なのはどれか．1つ選べ．
(1) 過剰なたんぱく質の摂取は，アミノ酸の異化を抑制する．
(2) ロイシンは，体たんぱく質の合成を抑制する．
(3) インスリンは，体たんぱく質の合成を抑制する．
(4) 絶食時には，体たんぱく質の合成が抑制される．
(5) アルブミンは，トランスサイレチンより代謝回転速度が速い．

73 食品たんぱく質の評価に関する記述である．最も適当なのはどれか．1つ選べ．
(1) アミノ酸評点パターンは，食品中の不可欠アミノ酸量を示す．
(2) 生物価は，食品たんぱく質の化学的評価法の一つである．
(3) 制限アミノ酸がない食品のアミノ酸価は，100である．
(4) 無たんぱく質食の摂取時には，尿中に窒素は排泄されない．
(5) 摂取窒素量が排泄窒素量を上回ると，窒素出納は負になる．

74 空腹時の脂質代謝に関する記述である．最も適当なのはどれか．1つ選べ．
(1) 脂肪組織では，リポたんぱく質リパーゼの活性が上昇する．
(2) 脂肪組織では，トリグリセリドの分解が抑制される．
(3) 肝臓では，脂肪酸の合成が促進される．
(4) 肝臓では，エネルギー源としてケトン体を利用する．
(5) 筋肉では，エネルギー源として脂肪酸を利用する．

75 脂質の栄養に関する記述である．最も適当なのはどれか．1つ選べ．
(1) 脂肪酸の利用が高まると，ビタミンB1の必要量が増加する．
(2) パルミチン酸は，必須脂肪酸である．
(3) エイコサペンタエン酸（EPA）は，リノール酸から合成される．
(4) エイコサノイドは，アラキドン酸から合成される．
(5) α-リノレン酸は，n-6系脂肪酸である．

76 脂溶性ビタミンに関する記述である．最も適当なのはどれか．1つ選べ．
(1) ビタミンAは，消化管からのカルシウム吸収を促進する．
(2) カロテノイドは，抗酸化作用をもつ．
(3) ビタミンDは，血液凝固に関与している．
(4) ビタミンEは，核内受容体に結合する．
(5) ビタミンKは，視覚機能に関与している．

77 水溶性ビタミンに関する記述である．最も適当なのはどれか．1つ選べ．
(1) ビタミンB_2は，内因子と結合して吸収される．
(2) ナイアシンは，メチオニンから合成される．
(3) 葉酸は，分子中にコバルトを含む．
(4) ビオチンは，コエンザイムA（CoA）の構成成分である．
(5) ビタミンCは，ビタミンEラジカルをビタミンEに変換する．

78 ミネラルに関する記述である．最も適当なのはどれか．1つ選べ．
(1) 骨の主成分は，シュウ酸カルシウムである．
(2) 血中カルシウム濃度が上昇すると，骨吸収が促進する．
(3) 骨中マグネシウム量は，体内マグネシウム量の約10%である．
(4) モリブデンが欠乏すると，克山病が発症する．
(5) フッ素のう歯予防効果は，歯の表面の耐酸性を高めることによる．

80 電解質に関する記述である．最も適当なのはどれか．1つ選べ．
(1) カリウムイオン濃度は，細胞内液より細胞外液の方が高い．
(2) 不感蒸泄では，電解質の喪失が起こる．
(3) 低張性脱水では，ナトリウムを含まない水を補給する．
(4) 重炭酸イオンは，血液の酸塩基平衡の調節に関わる．
(5) 血中ナトリウムイオン濃度が上昇すると，血漿浸透圧が低下する．

81 20歳，体重50kgの女性が，3.0メッツの運動を1時間行った．その1時間の総エネルギー消費量（kcal）の計算式である．正しいのはどれか．1つ選べ．身体活動レベル（PAL）は1.75，基礎代謝基準値は22.1（kcal/kg体重/日），安静時代謝量は基礎代謝量の1.2倍とする．
(1) $22.1 \times 50 \times 3.0 \times 1/24$
(2) $22.1 \times 1.2 \times 3.0 \times 1/24$
(3) $22.1 \times 50 \times 1.2 \times 3.0 \times 1/24$
(4) $22.1 \times 1.75 \times 3.0 \times 1/24$
(5) $22.1 \times 50 \times 1.75 \times 3.0 \times 1/24$

第33回　基礎栄養学（令和元年3月）No.70〜83，14題

70 摂食行動の調節に関する記述である．正しいのはどれか．1つ選べ．
(1) グルコース濃度の上昇により，空腹感が生じる．
(2) 遊離脂肪酸濃度の上昇により，満腹感が生じる．
(3) インスリンは，食欲を抑制する．
(4) レプチンは，食欲を促進する．
(5) グレリンは，食欲を抑制する．

71 栄養素の吸収に関する記述である．正しいのはどれか．1つ選べ．
(1) 受動輸送の速度は，細胞内外の濃度差が大きいほど遅くなる．
(2) 促進拡散は，細胞内外の濃度勾配に逆らって輸送する機構である．
(3) フルクトースは，Na^+と共に吸収される．
(4) ジペプチドは，H^+と共に吸収される．
(5) コレステロールの吸収は，胆汁酸を必要としない．

72 栄養素の消化と吸収に関する記述である．正しいのはどれか．1つ選べ．
(1) でんぷんがα-アミラーゼにより加水分解されると，主にグルコースが生成される．
(2) たんぱく質の消化は，十二指腸から始まる．
(3) トリアシルグリセロールの消化は，回腸から始まる．
(4) 2価鉄（Fe^{2+}）は，3価鉄（Fe^{3+}）となり吸収される．
(5) ビタミンB_{12}の吸収には，内因子との結合が必要である．

73 たんぱく質とアミノ酸の代謝に関する記述である．正しいのはどれか．1つ選べ．
(1) たんぱく質の摂取量が不足すると，窒素出納は正になる．
(2) たんぱく質の摂取量が増加すると，尿中への尿素排泄量は減少する．
(3) アルブミンは，腎臓で合成される．
(4) トリプトファンは，パントテン酸に変換される．
(5) バリンは，糖新生に利用される．

74 摂取するたんぱく質の量と質の評価に関する記述である．正しいのはどれか．1つ選べ．
(1) 無たんぱく質食摂取時には，窒素の糞便中排泄はない．
(2) アミノ酸インバランスは，可欠アミノ酸の過剰摂取により起こる．
(3) 正味たんぱく質利用率は，たんぱく質栄養価の化学的評価法である．
(4) 小麦たんぱく質の第一制限アミノ酸は，リシンである．
(5) アミノ酸の補足効果は，卵白たんぱく質に対して発揮される．

75 糖質の代謝に関する記述である．正しいのはどれか．2つ選べ．
(1) 腎臓は，糖新生を行う．
(2) 吸収された単糖類は，リンパ管を介して肝臓に運ばれる．
(3) 肝臓は，グルコースから脂肪酸を合成できない．
(4) 骨格筋は，グルコース6-リン酸からグルコースを生成する．
(5) 脳は，飢餓の時にケトン体を利用する．

76 血糖とその調節に関する記述である．正しいのはどれか．1つ選べ．
(1) アドレナリンは，血糖値を低下させる．
(2) グルココルチコイドは，血糖値を低下させる．
(3) チロキシンは，血糖値を低下させる．
(4) インスリンは，血中グルコースの脂肪組織への取り込みを促進する．
(5) 血糖値が低下すると，骨格筋におけるグルコース消費は促進される．

77 食後の脂質代謝に関する記述である．正しいのはどれか．1つ選べ．
(1) 血中の VLDL 濃度は，低下する．
(2) 血中の遊離脂肪酸濃度は，上昇する．
(3) 肝臓でトリアシルグリセロールの合成は，亢進する．
(4) 肝臓でケトン体の産生は，亢進する．
(5) 脂肪組織でホルモン感受性リパーゼ活性は，上昇する．

78 コレステロール代謝に関する記述である．正しいのはどれか．1つ選べ．
(1) コレステロールは，エネルギー源として利用される．
(2) コレステロールは，甲状腺ホルモンの原料となる．
(3) コレステロールの合成は，食事性コレステロールの影響を受けない．
(4) 胆汁酸は，腸内細菌により代謝される．
(5) 胆汁酸は，大部分が空腸で再吸収される．

79 ビタミン B 群に関する記述である．正しいのはどれか．1つ選べ．
(1) ビタミン B_1 が欠乏すると，血中の乳酸値が低下する．
(2) ナイアシンの必要量は，エネルギー消費量が多くなると増加する．
(3) ビタミン B_6 の必要量は，たんぱく質の摂取量が多くなると減少する．
(4) 葉酸が欠乏すると，悪性貧血になる．
(5) ビタミン B_{12} が欠乏すると，血中ホモシステイン値が低下する．

80 ビタミン C に関する記述である．正しいのはどれか．1つ選べ．
(1) 体内に蓄積しやすい．
(2) 還元作用をもつ．
(3) 非ヘム鉄の吸収を抑制する．
(4) 欠乏すると，血液凝固が亢進する．
(5) 腸内細菌によって合成される．

81 鉄の栄養に関する記述である．正しいのはどれか．1つ選べ．
(1) 消化管における非ヘム鉄の吸収率は，ヘム鉄と比べて高い．
(2) 消化管における非ヘム鉄の吸収率は，鉄欠乏により低下する．
(3) 体内の総鉄量の大部分は，貯蔵鉄として存在する．
(4) 体内の機能鉄の大部分は，骨格筋に存在する．
(5) 赤血球の破壊で遊離した鉄は，ヘモグロビンの合成に再利用される．

82 水と電解質に関する記述である．正しいのはどれか．1つ選べ．
(1) 成人男性の血漿量は，体水分量の約70％を占める．
(2) 糖質と脂質，各々1gから生成される代謝水は，同量である．
(3) 不感蒸泄には，発汗が含まれる．
(4) 水分欠乏型脱水では，血漿浸透圧が低くなる．
(5) バソプレシンの分泌は，体水分量が不足すると促進される．

83 エネルギー代謝に関する記述である．正しいのはどれか．1つ選べ．
(1) メッツ（METs）は，身体活動時のエネルギー消費量を基礎代謝量で除して求める．
(2) 身体活動レベル（PAL）は，1日の総エネルギー消費量を安静時代謝量で除して求める．
(3) 体内におけるたんぱく質の燃焼量は，尿中に排泄された窒素量から求める．
(4) 呼吸商は，酸素消費量を二酸化炭素排出量で除して求める．
(5) グルコースが燃焼した場合の呼吸商は，0.7である．

付　表

● 付表 1 ●　健康づくりのための身体活動基準 2013（概要）（厚生労働省，2013 年）

血糖・血圧・脂質に関する状況		身体活動（生活活動・運動）*1	運動	体力（うち全身持久力）
健診結果が基準範囲内	65 歳以上	強度を問わず，身体活動を毎日 40 分（＝10 メッツ・時／週）	—	—
	18〜64 歳	3 メッツ以上の強度の身体活動*2 を毎日 60 分（＝23 メッツ・時／週）	3 メッツ以上の強度の運動*3 を毎週 60 分（＝4 メッツ・時／週）	性・年代別に示した強度での運動を約 3 分間継続可能
	18 歳未満	—	—	—
血糖・血圧・脂質のいずれかが保健指導レベルの者		医療機関にかかっておらず，「身体活動のリスクに関するスクリーニングシート」でリスクがないことを確認できれば，対象者が運動開始前・実施中に自ら体調確認ができるよう支援した上で，保健指導の一環としての運動指導を積極的に行う．		
リスク重複者又はすぐ受診を要する者		生活習慣病患者が積極的に運動をする際には，安全面での配慮がより特に重要になるので，まずかかりつけの医師に相談する．		

※（今より少しでも増やす　例えば 10 分多く歩く）

※（運動習慣をもつようにする　30 分以上・週 2 日以上）

＊1 「身体活動」は，「生活活動」と「運動」に分けられる．このうち，生活活動とは，日常生活における労働，家事，通勤・通学などの身体活動を指す．また，運動とは，スポーツ等の，特に体力の維持・向上を目的として計画的・意図的に実施し，継続性のある身体活動を指す．
＊2 「3 メッツ以上の強度の身体活動」とは，歩行又はそれと同等以上の身体活動．
＊3 「3 メッツ以上の強度の運動」とは，息が弾み汗をかく程度の運動．
＊4 年齢別の基準とは別に，世代共通の方向性として示したもの．

● 付表 2 ●　健康づくりのための休養指針（厚生省，1994 年）

1．生活にリズムを
  ● 早めに気づこう，自分のストレスに
  ● 睡眠は気持ちよい目覚めがバロメーター
  ● 入浴で，からだもこころもリフレッシュ
  ● 旅に出かけて，心の切り換えを
  ● 休養と仕事のバランスで能率アップと過労防止
2．ゆとりの時間でみのりある休養を
  ● 1 日 30 分，自分の時間をみつけよう
  ● 活かそう休暇を，真の休養に
  ● ゆとりの中に，楽しみや生きがいを
3．生活の中にオアシスを
  ● 身近な中にもいこいの大切さ
  ● 食事空間にもバラエティーを
  ● 自然とのふれあいで感じよう，健康の息ぶきを
4．出会いときずなで豊かな人生を
  ● 見出そう，楽しく無理のない社会参加
  ● きずなの中ではぐくむ，クリエイティブ・ライフ

● 付表 3 ●　健康づくりのための睡眠指針 2014 〜睡眠 12 箇条〜（厚生労働省，2014 年）

1．良い睡眠で，からだもこころも健康に．
2．適度な運動，しっかり朝食，ねむりとめざめのメリハリを．
3．良い睡眠は，生活習慣病予防につながります．
4．睡眠による休養感は，こころの健康に重要です．
5．年齢や季節に応じて，ひるまの眠気で困らない程度の睡眠を．
6．良い睡眠のためには，環境づくりも重要です．
7．若年世代は夜更かし避けて，体内時計のリズムを保つ．
8．勤労世代の疲労回復・能率アップに，毎日十分な睡眠を．
9．熟年世代は朝晩メリハリ，ひるまに適度な運動で良い睡眠．
10．眠くなってから寝床に入り，起きる時刻は遅らせない．
11．いつもと違う睡眠には，要注意．
12．眠れない，その苦しみをかかえずに，専門家に相談を．

● 付表 4 ●　参照体位（「日本人の食事摂取基準（2020年版）」より）*1

年齢（歳）	男性		女性*2	
	参照身長(cm)	参照体重 (kg)	参照身長(cm)	参照体重 (kg)
0〜 5 （月）	61.5	6.3	60.1	5.9
6〜11 （月）	71.6	8.8	70.2	8.1
6〜 8 （月）	69.8	8.4	68.3	7.8
9〜11 （月）	73.2	9.1	71.9	8.4
1〜 2	85.8	11.5	84.6	11.0
3〜 5	103.6	16.5	103.2	16.1
6〜 7	119.5	22.2	118.3	21.9
8〜 9	130.4	28.0	130.4	27.4
10〜11	142.0	35.6	144.0	36.3
12〜14	160.5	49.0	155.1	47.5
15〜17	170.1	59.7	157.7	51.9
18〜29	171.0	64.5	158.0	50.3
30〜49	171.0	68.1	158.0	53.0
50〜64	169.0	68.0	155.8	53.8
65〜74	165.2	65.0	152.0	52.1
75以上	160.8	59.6	148.0	48.8

＊1 0〜17 歳は，日本小児内分泌学会・日本成長学会合同標準値委員会による小児の体格評価に用いる身長，体重の標準値を基に，年齢区分に応じて，当該月齢及び年齢区分の中央時点における中央値を引用した．ただし，公表数値が年齢区分と合致しない場合は，同様の方法で算出した値を用いた．18歳以上は，平成28年国民健康・栄養調査における当該の性及び年齢区分における身長・体重の中央値を用いた．
＊2 妊婦，授乳婦を除く．

性別	男性				女			
年齢 （歳）	参照体位		基礎代謝基準値 （kcal/kg体重/日）	基礎代謝量 （kcal/日）	参照体位		基礎代謝基準値 （kcal/kg体重/日）	基礎代謝量 （kcal/日）
	身長 (cm)	体重 (kg)			身長 (cm)	体重 (kg)		
1〜 2	85.8	11.5	61.0	700	84.6	11.0	59.7	660
3〜 5	103.6	16.5	54.8	900	103.2	16.1	52.2	840
6〜 7	119.5	22.2	44.3	980	118.3	21.9	41.9	920
8〜 9	130.4	28.0	40.8	1,140	130.4	27.4	38.3	1,050
10〜11	142.0	35.6	37.4	1,330	144.0	36.3	34.8	1,260
12〜14	160.5	49.0	31.0	1,520	155.1	47.5	29.6	1,410
15〜17	170.1	59.7	27.0	1,610	157.7	51.9	25.3	1,310
18〜29	171.0	64.5	23.7	1,530	158.0	50.3	22.1	1,110
30〜49	171.0	68.1	22.5	1,530	158.0	53.0	21.9	1,160
50〜64	169.0	68.0	21.8	1,480	155.8	53.8	20.7	1,110
65〜74	165.2	65.0	21.6	1,400	152.0	52.1	20.7	1,080
75以上	160.8	59.6	21.5	1,280	148.0	48.8	20.7	1,010

性別	男児				女児			
年齢	A. 参照 体重 (kg)	B. 体重 増加量 (kg/ 年)	組織増加分		A. 参照 体重 (kg)	B. 体重 増加量 (kg/ 年)	組織増加分	
			C. エネルギ ー密度 (kcal/g)[1]	D. エネルギ ー蓄積量 (kcal/ 日)			C. エネルギ ー密度 (kcal/g)	D. エネルギ ー蓄積量 (kcal/ 日)
0〜5 （月）	6.3	9.4	4.4	115	5.9	8.4	5.0	115
6〜8 （月）	8.4	4.2	1.5	15	7.8	3.7	1.8	20
9〜11 （月）	9.1	2.5	2.7	20	8.4	2.4	2.3	15
1〜2 （歳）	11.5	2.1	3.5	20	11.0	2.2	2.4	15
3〜5 （歳）	16.5	2.1	1.5	10	16.1	2.2	2.0	10
6〜7 （歳）	22.2	2.6	2.1	15	21.9	2.5	2.8	20
8〜9 （歳）	28.0	3.4	2.5	25	27.4	3.6	3.2	30
10〜11 （歳）	35.6	4.6	3.0	40	36.3	4.5	2.6	30
12〜14 （歳）	49.0	4.5	1.5	20	47.5	3.0	3.0	25
15〜17 （歳）	59.7	2.0	1.9	10	51.9	0.6	4.7	10

体重増加量（B）は，比例配分的な考え方により，基準体重（A）から以下のようにして計算した．
例：9〜11 ヵ月の女性における体重増加量（kg/ 年）
　　X ＝[（8.4−7.8）/ 9〜11 ヵ月（10.5 ヵ月時）の基準体重）−（6〜8 ヵ月（7.5 ヵ月時）の基準体重）]/[0.875（歳）
　　　−0.625（歳）]＋[（1〜2 歳の基準体重）−9〜11 か月の基準体重）]/[2（歳）−0.875（歳）]
　　体重増加量＝X/2
　　　　　　　＝[（8.4−7.8）/0.25 ＋（11.0−8.4）/1.125]/2
　　　　　　　≒ 2.4
組織増加分のエネルギー密度（C）は，アメリカ / カナダの食事摂取基準より計算．
組織増加分のエネルギー蓄積量（D）は，体重増加量（B）と組織増加分のエネルギー密度（C）の積として求めた．
例：9〜11 ヵ月の女性における組織増加分のエネルギー（kcal/ 日）
　　＝[（2.4（kg/ 年）× 1,000/365 日）]× 2.3（kcal/g）
　　≒ 14.8
　　≒ 15

年齢等	男性			女性		
	身体活動レベル[1]			身体活動レベル[1]		
	Ⅰ	Ⅱ	Ⅲ	Ⅰ	Ⅱ	Ⅲ
0〜 5 （月）	—	550	—	—	500	—
6〜 8 （月）	—	650	—	—	600	—
9〜11 （月）	—	700	—	—	650	—
1〜 2 （歳）	—	950	—	—	900	—
3〜 5 （歳）	—	1,300	—	—	1,250	—
6〜 7 （歳）	1,350	1,550	1,750	1,250	1,450	1,650
8〜 9 （歳）	1,600	1,850	2,100	1,500	1,700	1,900
10〜11 （歳）	1,950	2,250	2,500	1,850	2,100	2,350
12〜14 （歳）	2,300	2,600	2,900	2,150	2,400	2,700
15〜17 （歳）	2,500	2,800	3,150	2,050	2,300	2,550
18〜29 （歳）	2,300	2,650	3,050	1,700	2,000	2,300
30〜49 （歳）	2,300	2,700	3,050	1,750	2,050	2,350
50〜64 （歳）	2,200	2,600	2,950	1,650	1,950	2,250
65〜74 （歳）	2,050	2,400	2,750	1,550	1,850	2,100
75以上 （歳）[2]	1,800[2]	2,100[2]	—	1,400[2]	1,650[2]	—
妊婦（付加量）[3] 初期				+ 50	+ 50	+ 50
中期				+250	+250	+250
後期				+450	+450	+450
授乳婦（付加量）				+350	+350	+350

＊1 身体活動レベルは，低い，ふつう，高いの 3 つのレベルとして，それぞれⅠ，Ⅱ，Ⅲで示した．
＊2 レベルⅡは自立している者，レベルⅠは自宅にいてほとんど外出しない者に相当する．レベルⅠは高齢者施設で自立に近い
　　状態で過ごしている者にも適用できる値である．
＊3 妊婦個々の体格や妊娠中の体重増加量及び胎児の発育状況の評価を行うことが必要である．
注1：活用に当たっては，食事摂取状況のアセスメント，体重及び BMI の把握を行い，エネルギーの過不足は体重の変化又は
　　　BMI を用いて評価すること．
注2：身体活動レベルⅠの場合，少ないエネルギー消費量に見合った少ないエネルギー摂取量を維持することになるため，健康
　　　の保持・増進の観点からは，身体活動量を増加させる必要がある．

●付表8● たんぱく質の食事摂取基準（推定平均必要量，推奨量，目安量：g/日，目標量：％エネルギー）

性別	男性				女性			
年齢等	推定平均必要量	推奨量	目安量	目標量*1	推定平均必要量	推奨量	目安量	目標量*1
0〜5（月）	—	—	10	—	—	—	10	—
6〜8（月）	—	—	15	—	—	—	15	—
9〜11（月）	—	—	25	—	—	—	25	—
1〜2（歳）	15	20	—	13〜20	15	20	—	13〜20
3〜5（歳）	20	25	—	13〜20	20	25	—	13〜20
6〜7（歳）	25	30	—	13〜20	25	30	—	13〜20
8〜9（歳）	30	40	—	13〜20	30	40	—	13〜20
10〜11（歳）	40	45	—	13〜20	40	50	—	13〜20
12〜14（歳）	50	60	—	13〜20	45	55	—	13〜20
15〜17（歳）	50	65	—	13〜20	45	55	—	13〜20
18〜29（歳）	50	65	—	13〜20	40	50	—	13〜20
30〜49（歳）	50	65	—	13〜20	40	50	—	13〜20
50〜64（歳）	50	65	—	14〜20	40	50	—	14〜20
65〜74（歳）*2	50	60	—	15〜20	40	50	—	15〜20
75以上（歳）*2	50	60	—	15〜20	40	50	—	15〜20
妊婦（付加量）初期					+0	+0	—	—*3
中期					+5	+5	—	—*3
後期					+20	+25	—	—*4
授乳婦（付加量）					+15	+20	—	—*4

*1 範囲に関しては，おおむねの値を示したものであり，弾力的に運用すること．
*2 65歳以上の高齢者について，フレイル予防を目的とした量を定めることは難しいが，身長・体重が参照体位に比べて小さい者や，特に75歳以上であって加齢に伴い身体活動量が大きく低下した者など，必要エネルギー摂取量が低い者では，下限が推奨量を下回る場合があり得る．この場合でも，下限は推奨量以上とすることが望ましい．
*3 妊婦（初期・中期）の目標量は，13〜20％エネルギーとした．
*4 妊婦（後期）及び授乳婦の目標量は，15〜20％エネルギーとした．

●付表9● 炭水化物・食物繊維の食事摂取基準とエネルギー産生栄養素バランス

	炭水化物の食事摂取基準（％エネルギー）*1	食物繊維の食事摂取基準（g/日）*1		エネルギー産生栄養素バランス（％エネルギー） 男女共通（妊婦・授乳婦は除く）　目標量*3,4			
年齢等	男女共通 目標量*1,2	男性 目標量	女性 目標量	たんぱく質*5	脂質*6	飽和脂肪酸	炭水化物*2,7
0〜5（月）	—	—	—	—	—	—	—
6〜11（月）	—	—	—	—	—	—	—
1〜2（歳）	50〜65	—	—	13〜20	20〜30	—	50〜65
3〜5（歳）		8以上	8以上			10以下	
6〜7（歳）		10以上	10以上			10以下	
8〜9（歳）		11以上	11以上			10以下	
10〜11（歳）		13以上	13以上			10以下	
12〜14（歳）		17以上	17以上			10以下	
15〜17（歳）		19以上	18以上			8以下	
18〜29（歳）		21以上	18以上			7以下	
30〜49（歳）		21以上	18以上			7以下	
50〜64（歳）		21以上	18以上	14〜20		7以下	
65〜74（歳）		20以上	17以上	15〜20		7以下	
75以上（歳）		20以上	17以上	15〜20		7以下	
妊婦　初期	50〜65		18以上	13〜20	20〜30	7以下	50〜65
中期				13〜20			
後期				15〜20			
授乳婦	50〜65		18以上	15〜20	20〜30	7以下	50〜65

*1 範囲については，おおむねの値を示したものである．
*2 アルコールを含む．ただし，アルコールの摂取を勧めるものではない．
*3 必要なエネルギー量を確保した上でのバランスとすること．
*4 範囲に関してはおおむねの値を示したものであり，弾力的に運用すること．
*5 65歳以上の高齢者について，フレイル予防を目的とした量を定めることは難しいが，身長・体重が参照体位に比べて小さい者や，特に75歳以上であって加齢に伴い身体活動量が大きく低下した者など，必要エネルギー摂取量が低い者では，下限が推奨量を下回る場合があり得る．この場合でも，下限は推奨量以上とすることが望ましい．
*6 脂質については，その構成成分である飽和脂肪酸など，質への配慮を十分に行う必要がある．
*7 食物繊維の目標量を十分に注意すること．

●付表10● 脂質の食事摂取基準

性別	脂質の食事摂取基準（％エネルギー）				飽和脂肪酸の食事摂取基準（％エネルギー）*1,2		n-6系脂肪酸の食事摂取基準（g/日）		n-3系脂肪酸の食事摂取基準（g/日）	
	男性		女性		男性	女性	男性	女性	男性	女性
年齢等	目安量	目標量*1	目安量	目標量*1	目標量	目標量	目安量	目安量	目安量	目安量
0〜5（月）	50	—	50	—	—	—	4	4	0.9	0.9
6〜11（月）	40	—	40	—	—	—	4	4	0.8	0.8
1〜2（歳）	—	20〜30	—	20〜30	—	—	4	4	0.7	0.8
3〜5（歳）	—	20〜30	—	20〜30	10以下	10以下	6	6	1.1	1.0
6〜7（歳）	—	20〜30	—	20〜30	10以下	10以下	8	7	1.5	1.3
8〜9（歳）	—	20〜30	—	20〜30	10以下	10以下	8	7	1.5	1.3
10〜11（歳）	—	20〜30	—	20〜30	10以下	10以下	10	8	1.6	1.6
12〜14（歳）	—	20〜30	—	20〜30	10以下	10以下	11	9	1.9	1.6
15〜17（歳）	—	20〜30	—	20〜30	8以下	8以下	13	9	2.1	1.6
18〜29（歳）	—	20〜30	—	20〜30	7以下	7以下	11	8	2.0	1.6
30〜49（歳）	—	20〜30	—	20〜30	7以下	7以下	10	8	2.0	1.6
50〜64（歳）	—	20〜30	—	20〜30	7以下	7以下	10	8	2.2	1.9
65〜74（歳）	—	20〜30	—	20〜30	7以下	7以下	9	8	2.2	2.0
75以上（歳）	—	20〜30	—	20〜30	7以下	7以下	8	7	2.1	1.8
妊婦			—	20〜30		7以下		9		1.6
授乳婦			—	20〜30		7以下		10		1.8

*1 範囲に関しては，おおむねの値を示したものである．
*2 飽和脂肪酸と同じく，脂質異常症及び循環器疾患に関与する栄養素としてコレステロールがある．コレステロールに目標量は設定しないが，これは許容される摂取量に上限が存在しないことを保証するものではない．また，脂質異常症の重症化予防の目的からは，200 mg/日未満に留めることが望ましい．
*3 飽和脂肪酸と同じく，冠動脈疾患に関与する栄養素としてトランス脂肪酸がある．日本人の大多数は，トランス脂肪酸に関する世界保健機関（WHO）の目標（1％エネルギー未満）を下回っており，トランス脂肪酸の摂取による健康への影響は，飽和脂肪酸の摂取によるものと比べて小さいと考えられる．ただし，脂質に偏った食事をしている者では，留意する必要がある．トランス脂肪酸は人体にとって不可欠な栄養素ではなく，健康の保持・増進を図る上で積極的な摂取は勧められないことから，その摂取量は1％エネルギー未満に留めることが望ましく，1％エネルギー未満でもできるだけ低く留めることが望ましい．

ビタミンAの食事摂取基準 （μgRAE/日）*1

性別	男性				女性			
年齢等	推定平均必要量*2	推奨量*2	目安量*3	耐容上限量*3	推定平均必要量*2	推奨量*2	目安量*3	耐容上限量*3
0～ 5（月）	—	—	300	600	—	—	300	600
6～11（月）	—	—	400	600	—	—	400	600
1～ 2（歳）	300	400	—	600	250	350	—	600
3～ 5（歳）	350	450	—	700	350	500	—	850
6～ 7（歳）	300	400	—	950	300	400	—	1,200
8～ 9（歳）	350	500	—	1,200	350	500	—	1,500
10～11（歳）	450	600	—	1,500	400	600	—	1,900
12～14（歳）	550	800	—	2,100	500	700	—	2,500
15～17（歳）	650	900	—	2,500	500	650	—	2,800
18～29（歳）	600	850	—	2,700	450	650	—	2,700
30～49（歳）	650	900	—	2,700	500	700	—	2,700
50～64（歳）	650	900	—	2,700	500	700	—	2,700
65～74（歳）	600	850	—	2,700	500	700	—	2,700
75以上（歳）	550	800	—	2,700	450	650	—	2,700
妊婦（付加量）初期					＋ 0	＋ 0	—	—
中期					＋ 0	＋ 0	—	—
後期					＋ 60	＋ 80	—	—
授乳婦（付加量）					＋300	＋450	—	—

*1 レチノール活性当量 （μgRAE）
　＝レチノール（μg）＋β-カロテン（μg）×1/12＋α-カロテン（μg）×1/24
　＋β-クリプトキサンチン（μg）×1/24＋その他のプロビタミンAカロテノイド（μg）×1/24
*2 プロビタミンAカロテノイドを含む.
*3 プロビタミンAカロテノイドを含まない.

	ビタミンDの食事摂取基準 （μg/日）*1				ビタミンEの食事摂取基準 （mg/日）*2				ビタミンKの食事摂取基準 （μg/日）	
性別	男性		女性		男性		女性		男性	女性
年齢等	目安量	耐容上限量	目安量	耐容上限量	目安量	耐容上限量	目安量	耐容上限量	目安量	目安量
0～ 5（月）	5.0	25	5.0	25	3.0	—	3.0	—	4	4
6～11（月）	5.0	25	5.0	25	4.0	—	4.0	—	7	7
1～ 2（歳）	3.0	20	3.5	20	3.0	150	3.0	150	50	60
3～ 5（歳）	3.5	30	4.0	30	4.0	200	4.0	200	60	70
6～ 7（歳）	4.5	30	5.0	30	5.0	300	5.0	300	80	90
8～ 9（歳）	5.0	40	6.0	40	5.0	350	5.0	350	90	110
10～11（歳）	6.5	60	8.0	60	5.5	450	5.5	450	110	140
12～14（歳）	8.0	80	9.5	80	6.5	650	6.0	600	140	170
15～17（歳）	9.0	90	8.5	90	7.0	750	5.5	650	160	150
18～29（歳）	8.5	100	8.5	100	6.0	850	5.0	650	150	150
30～49（歳）	8.5	100	8.5	100	6.0	900	5.5	700	150	150
50～64（歳）	8.5	100	8.5	100	7.0	850	6.0	700	150	150
65～74（歳）	8.5	100	8.5	100	7.0	850	6.5	650	150	150
75以上（歳）	8.5	100	8.5	100	6.5	750	6.5	650	150	150
妊婦			8.5	—			6.5	—		150
授乳婦			8.5	—			7.0	—		150

*1 日照により皮膚でビタミンDが産生されることを踏まえ，フレイル予防を図る者はもとより，全年齢区分を通じて，日常生活において可能な範囲内での適度な日光浴を心掛けるとともに，ビタミンDの摂取については，日照時間を考慮に入れることが重要である.
*2 α-トコフェロールについて算定した. α-トコフェロール以外のビタミンEは含んでいない.

	ビタミンB₁の食事摂取基準 （mg/日）*1, 2						ビタミンB₂の食事摂取基準 （mg/日）*3					
性別	男性			女性			男性			女性		
年齢等	推定平均必要量	推奨量	目安量	推定平均必要量	推奨量	目安量	推定平均必要量	推奨量	目安量	推定平均必要量	推奨量	目安量
0～ 5（月）	—	—	0.1	—	—	0.1	—	—	0.3	—	—	0.3
6～11（月）	—	—	0.2	—	—	0.2	—	—	0.4	—	—	0.4
1～ 2（歳）	0.4	0.5	—	0.4	0.5	—	0.5	0.6	—	0.5	0.5	—
3～ 5（歳）	0.6	0.7	—	0.6	0.7	—	0.7	0.8	—	0.6	0.8	—
6～ 7（歳）	0.7	0.8	—	0.7	0.8	—	0.8	0.9	—	0.7	0.9	—
8～ 9（歳）	0.8	1.0	—	0.8	0.9	—	0.9	1.1	—	0.9	1.0	—
10～11（歳）	1.0	1.2	—	0.9	1.1	—	1.1	1.4	—	1.0	1.3	—
12～14（歳）	1.2	1.4	—	1.1	1.3	—	1.3	1.6	—	1.2	1.4	—
15～17（歳）	1.3	1.5	—	1.0	1.2	—	1.4	1.7	—	1.2	1.4	—
18～29（歳）	1.2	1.4	—	0.9	1.1	—	1.3	1.6	—	1.0	1.2	—
30～49（歳）	1.2	1.4	—	0.9	1.1	—	1.3	1.6	—	1.0	1.2	—
50～64（歳）	1.1	1.3	—	0.9	1.1	—	1.2	1.5	—	1.0	1.2	—
65～74（歳）	1.1	1.3	—	0.9	1.1	—	1.2	1.5	—	1.0	1.2	—
75以上（歳）	1.0	1.2	—	0.8	0.9	—	1.1	1.3	—	0.9	1.0	—
妊婦（付加量）				＋0.2	＋0.2	—				＋0.2	＋0.3	—
授乳婦（付加量）				＋0.2	＋0.2	—				＋0.5	＋0.6	—

*1 チアミン塩化物塩酸塩（分子量＝337.3）の重量として示した.
*2 身体活動レベルⅡの推定エネルギー必要量を用いて算定した.
　　特記事項：推定平均必要量は，ビタミンB₁の欠乏症である脚気を予防するに足る最小必要量からではなく，尿中にビタミンB₁の排泄量が増大し始める摂取量（体内飽和量）から算定.
*3 身体活動レベルⅡの推定エネルギー必要量を用いて算定した.
　　特記事項：推定平均必要量は，ビタミンB₂の欠乏症である口唇炎，口角炎，舌炎などの皮膚炎を予防するに足る最小量からではなく，尿中にビタミンB₂の排泄量が増大し始める摂取量（体内飽和量）から算定.

性別	ナイアシンの食事摂取基準 (mgNE/日)[1,2]								ビタミンB6の食事摂取基準 (mg/日)[5]							
	男性				女性				男性				女性			
年齢等	推定平均必要量	推奨量	目安量	耐容上限量[3]	推定平均必要量	推奨量	目安量	耐容上限量[3]	推定平均必要量	推奨量	目安量	耐容上限量[6]	推定平均必要量	推奨量	目安量	耐容上限量[6]
0〜 5 （月）[4]	—	—	2	—	—	—	2	—	—	—	0.2	—	—	—	0.2	—
6〜11 （月）	—	—	3	—	—	—	3	—	—	—	0.3	—	—	—	0.3	—
1〜 2 （歳）	5	6	—	60(15)	4	5	—	60(15)	0.4	0.5	—	10	0.4	0.5	—	10
3〜 5 （歳）	6	8	—	80(20)	6	7	—	80(20)	0.5	0.6	—	15	0.5	0.6	—	15
6〜 7 （歳）	7	9	—	100(30)	7	8	—	100(30)	0.7	0.8	—	20	0.6	0.7	—	20
8〜 9 （歳）	9	11	—	150(35)	8	10	—	150(35)	0.8	0.9	—	25	0.8	0.9	—	25
10〜11 （歳）	11	13	—	200(45)	10	10	—	150(45)	1.0	1.1	—	30	1.0	1.1	—	30
12〜14 （歳）	12	15	—	250(60)	12	14	—	250(60)	1.2	1.4	—	40	1.0	1.3	—	40
15〜17 （歳）	14	17	—	300(70)	11	13	—	250(65)	1.2	1.5	—	50	1.0	1.3	—	45
18〜29 （歳）	13	15	—	300(80)	9	11	—	250(65)	1.1	1.4	—	55	1.0	1.1	—	45
30〜49 （歳）	13	15	—	350(85)	10	12	—	250(65)	1.1	1.4	—	60	1.0	1.1	—	45
50〜64 （歳）	12	14	—	350(85)	9	11	—	250(65)	1.1	1.4	—	55	1.0	1.1	—	45
65〜74 （歳）	12	14	—	300(80)	9	11	—	250(65)	1.1	1.4	—	50	1.0	1.1	—	40
75以上 （歳）	11	13	—	300(75)	9	10	—	250(60)	1.1	1.4	—	50	1.0	1.1	—	40
妊 婦 （付加量）					+0	+0	—	—					+0.2	+0.2	—	—
授乳婦 （付加量）					+3	+3	—	—					+0.3	+0.3	—	—

[1] ナイアシン当量 （NE）=ナイアシン+1/60トリプトファンで示した.
[2] 身体活動レベルⅡの推定エネルギー必要量を用いて算定した.
[3] ニコチンアミドの重量 （mg/日），（ ）内はニコチン酸の重量 （mg/日）.
[4] 単位は mg/日.
[5] たんぱく質の推奨量を用いて算定した （妊婦・授乳婦の付加量は除く）.
[6] ピリドキシン （分子量=169.2）の重量として示した.

性別	ビタミンB12の食事摂取基準 （μg/日）[1]						葉酸の食事摂取基準 （μg/日）[2]							
	男性			女性			男性				女性			
年齢等	推定平均必要量	推奨量	目安量	推定平均必要量	推奨量	目安量	推定平均必要量	推奨量	目安量	耐容上限量[3]	推定平均必要量	推奨量	目安量	耐容上限量[3]
0〜 5 （月）	—	—	0.4	—	—	0.4	—	—	40	—	—	—	40	—
6〜11 （月）	—	—	0.5	—	—	0.5	—	—	60	—	—	—	60	—
1〜 2 （歳）	0.8	0.9	—	0.8	0.9	—	80	90	—	200	90	90	—	200
3〜 5 （歳）	0.9	1.1	—	0.9	1.1	—	90	110	—	300	90	110	—	300
6〜 7 （歳）	1.1	1.3	—	1.1	1.3	—	110	140	—	400	110	140	—	400
8〜 9 （歳）	1.3	1.6	—	1.3	1.6	—	130	160	—	500	130	160	—	500
10〜11 （歳）	1.6	1.9	—	1.6	1.9	—	160	190	—	700	160	190	—	700
12〜14 （歳）	2.0	2.4	—	2.0	2.4	—	200	240	—	900	200	240	—	900
15〜17 （歳）	2.0	2.4	—	2.0	2.4	—	220	240	—	900	200	240	—	900
18〜29 （歳）	2.0	2.4	—	2.0	2.4	—	200	240	—	900	200	240	—	900
30〜49 （歳）	2.0	2.4	—	2.0	2.4	—	200	240	—	1,000	200	240	—	1,000
50〜64 （歳）	2.0	2.4	—	2.0	2.4	—	200	240	—	1,000	200	240	—	1,000
65〜74 （歳）	2.0	2.4	—	2.0	2.4	—	200	240	—	900	200	240	—	900
75以上 （歳）	2.0	2.4	—	2.0	2.4	—	200	240	—	900	200	240	—	900
妊 婦（付加量）[4,5]				+0.3	+0.4	—					+200	+240	—	
授乳婦（付加量）				+0.7	+0.8	—					+80	+100	—	

[1] シアノコバラミン （分子量=1,355.37）の重量として示した.
[2] プテロイルモノグルタミン酸 （分子量=441.40）の重量として示した.
[3] 通常の食品以外の食品に含まれる葉酸 （狭義の葉酸）に適用する.
[4] 妊娠を計画している女性，妊娠の可能性がある女性及び妊娠初期の妊婦は，胎児の神経管閉鎖障害のリスク低減のために，通常の食品以外の食品に含まれる葉酸 （狭義の葉酸）を400 μg/日摂取することが望まれる.
[5] 葉酸の付加量は，中期及び後期にのみ設定した.

性別	パントテン酸の食事摂取基準 (mg/日)		ビオチンの食事摂取基準 (μg/日)		ビタミンCの食事摂取基準 （mg/日）[1]					
	男性	女性	男性	女性	男性			女性		
年齢等	目安量	目安量	目安量	目安量	推定平均必要量	推奨量	目安量	推定平均必要量	推奨量	目安量
0〜 5 （月）	4	4	4	4	—	—	40	—	—	40
6〜11 （月）	5	5	5	5	—	—	40	—	—	40
1〜 2 （歳）	3	4	20	20	35	40	—	35	40	—
3〜 5 （歳）	4	4	20	20	40	50	—	40	50	—
6〜 7 （歳）	5	5	30	30	50	60	—	50	60	—
8〜 9 （歳）	6	5	30	30	60	70	—	60	70	—
10〜11 （歳）	6	6	40	40	70	85	—	70	85	—
12〜14 （歳）	7	6	50	50	85	100	—	85	100	—
15〜17 （歳）	7	6	50	50	85	100	—	85	100	—
18〜29 （歳）	5	5	50	50	85	100	—	85	100	—
30〜49 （歳）	5	5	50	50	85	100	—	85	100	—
50〜64 （歳）	6	5	50	50	85	100	—	85	100	—
65〜74 （歳）	6	5	50	50	80	100	—	80	100	—
75以上 （歳）	6	5	50	50	80	100	—	80	100	—
妊 婦[2]		5		50				+10	+10	—
授乳婦[2]		6		50				+40	+45	—

[1] L-アスコルビン酸 （分子量=176.12）の重量で示した.
特記事項：推定平均必要量は，ビタミンCの欠乏症である壊血病を予防するに足る最小量からではなく，心臓血管系の疾病予防効果及び抗酸化作用の観点から算定.
[2] ビタミンCについては付加量.

●付表12● 無機質（ミネラル）の食事摂取基準

ナトリウムの食事摂取基準（mg/日，（ ）は食塩相当量 [g/日]）[*1] ／ カリウムの食事摂取基準（mg/日）

性別	男性 推定平均必要量	男性 目安量	男性 目標量	女性 推定平均必要量	女性 目安量	女性 目標量	カリウム 男性 目安量	カリウム 男性 目標量	カリウム 女性 目安量	カリウム 女性 目標量
0〜 5（月）	—	100 (0.3)	—	—	100 (0.3)	—	400	—	400	—
6〜11（月）	—	600 (1.5)	—	—	600 (1.5)	—	700	—	700	—
1〜 2（歳）	—	—	(3.0未満)	—	—	(3.0未満)	900	—	900	—
3〜 5（歳）	—	—	(3.5未満)	—	—	(3.5未満)	1,000	1,400以上	1,000	1,400以上
6〜 7（歳）	—	—	(4.5未満)	—	—	(4.5未満)	1,300	1,800以上	1,200	1,800以上
8〜 9（歳）	—	—	(5.0未満)	—	—	(5.0未満)	1,500	2,000以上	1,500	2,000以上
10〜11（歳）	—	—	(6.0未満)	—	—	(6.0未満)	1,800	2,200以上	1,800	2,000以上
12〜14（歳）	—	—	(7.0未満)	—	—	(6.5未満)	2,300	2,400以上	1,900	2,400以上
15〜17（歳）	—	—	(7.5未満)	—	—	(6.5未満)	2,700	3,000以上	2,000	2,600以上
18〜29（歳）	600 (1.5)	—	(7.5未満)	600 (1.5)	—	(6.5未満)	2,500	3,000以上	2,000	2,600以上
30〜49（歳）	600 (1.5)	—	(7.5未満)	600 (1.5)	—	(6.5未満)	2,500	3,000以上	2,000	2,600以上
50〜64（歳）	600 (1.5)	—	(7.5未満)	600 (1.5)	—	(6.5未満)	2,500	3,000以上	2,000	2,600以上
65〜74（歳）	600 (1.5)	—	(7.5未満)	600 (1.5)	—	(6.5未満)	2,500	3,000以上	2,000	2,600以上
75以上（歳）	600 (1.5)	—	(7.5未満)	600 (1.5)	—	(6.5未満)	2,500	3,000以上	2,000	2,600以上
妊 婦				600 (1.5)	—	(6.5未満)			2,000	2,600以上
授乳婦				600 (1.5)	—	(6.5未満)			2,200	2,600以上

*1 高血圧及び慢性腎臓病（CKD）の重症化予防のための食塩相当量の量は，男女とも 6.0 g/日未満とした.

カルシウムの食事摂取基準（mg/日）／ マグネシウムの食事摂取基準（mg/日）

性別	Ca男性 推定平均必要量	Ca男性 推奨量	Ca男性 目安量	Ca男性 耐容上限量	Ca女性 推定平均必要量	Ca女性 推奨量	Ca女性 目安量	Ca女性 耐容上限量	Mg男性 推定平均必要量	Mg男性 推奨量	Mg男性 目安量	Mg男性 耐容上限量[*1]	Mg女性 推定平均必要量	Mg女性 推奨量	Mg女性 目安量	Mg女性 耐容上限量[*1]
0〜 5（月）	—	—	200	—	—	—	200	—	—	—	20	—	—	—	20	—
6〜11（月）	—	—	250	—	—	—	250	—	—	—	60	—	—	—	60	—
1〜 2（歳）	350	450	—	—	350	400	—	—	60	70	—	—	60	70	—	—
3〜 5（歳）	500	600	—	—	450	550	—	—	80	100	—	—	80	100	—	—
6〜 7（歳）	500	600	—	—	450	550	—	—	110	130	—	—	110	130	—	—
8〜 9（歳）	550	650	—	—	600	750	—	—	140	170	—	—	140	160	—	—
10〜11（歳）	600	700	—	—	600	750	—	—	180	210	—	—	180	220	—	—
12〜14（歳）	850	1,000	—	—	700	800	—	—	250	290	—	—	240	290	—	—
15〜17（歳）	650	800	—	—	550	650	—	—	300	360	—	—	260	310	—	—
18〜29（歳）	650	800	—	2,500	550	650	—	2,500	280	340	—	—	230	270	—	—
30〜49（歳）	600	750	—	2,500	550	650	—	2,500	310	370	—	—	240	290	—	—
50〜64（歳）	600	750	—	2,500	550	650	—	2,500	310	370	—	—	240	290	—	—
65〜74（歳）	600	750	—	2,500	550	650	—	2,500	290	350	—	—	230	280	—	—
75以上（歳）	600	700	—	2,500	500	600	—	2,500	270	320	—	—	220	260	—	—
妊 婦（付加量）					+0	+0	—	—					+30	+40	—	—
授乳婦（付加量）					+0	+0	—	—					+ 0	+ 0	—	—

*1 通常の食品以外からの摂取量の耐容上限量は，成人の場合350 mg/日，小児では 5 mg/kg体重/日とした. それ以外の通常の食品からの摂取の場合，耐容上限量は設定しない.

リンの食事摂取基準（mg/日）／ 鉄の食事摂取基準（mg/日）

性別	リン 男性 目安量	リン 男性 耐容上限量	リン 女性 目安量	リン 女性 耐容上限量	鉄 男性 推定平均必要量	鉄 男性 推奨量	鉄 男性 目安量	鉄 男性 耐容上限量	鉄 女性 月経なし 推定平均必要量	鉄 女性 月経なし 推奨量	鉄 女性 月経あり 推定平均必要量	鉄 女性 月経あり 推奨量	鉄 女性 目安量	鉄 女性 耐容上限量
0〜 5（月）	120	—	120	—	—	—	0.5	—	—	—	—	—	0.5	—
6〜11（月）	260	—	260	—	3.5	5.0	—	—	3.5	4.5	—	—	—	—
1〜 2（歳）	500	—	500	—	3.0	4.5	—	25	3.0	4.5	—	—	—	20
3〜 5（歳）	700	—	700	—	4.0	5.5	—	25	4.0	5.5	—	—	—	25
6〜 7（歳）	900	—	800	—	5.0	5.5	—	30	4.5	5.5	—	—	—	30
8〜 9（歳）	1,000	—	1,000	—	6.0	7.0	—	35	6.0	7.5	—	—	—	35
10〜11（歳）	1,100	—	1,000	—	7.0	8.5	—	35	7.0	8.5	10.0	12.0	—	35
12〜14（歳）	1,200	—	1,000	—	8.0	10.0	—	40	7.0	8.5	10.0	12.0	—	40
15〜17（歳）	1,200	—	900	—	8.0	10.0	—	50	5.5	7.0	8.5	10.5	—	40
18〜29（歳）	1,000	3,000	800	3,000	6.5	7.5	—	50	5.5	6.5	8.5	10.5	—	40
30〜49（歳）	1,000	3,000	800	3,000	6.5	7.5	—	50	5.5	6.5	9.0	10.5	—	40
50〜64（歳）	1,000	3,000	800	3,000	6.5	7.5	—	50	5.5	6.5	9.0	11.0	—	40
65〜74（歳）	1,000	3,000	800	3,000	6.0	7.5	—	50	5.0	6.0	—	—	—	40
75以上（歳）	1,000	3,000	800	3,000	6.0	7.0	—	50	5.0	6.0	—	—	—	40
妊婦[*1] 初期			800	—					+2.0	+2.5	—	—	—	—
中期・後期			800	—					+8.0	+9.5	—	—	—	—
授乳婦[*1]			800	—					+2.0	+2.5	—	—	—	—

*1 鉄については付加量.

135

亜鉛・銅・マンガンの食事摂取基準

性別	亜鉛 (mg/日) 男性 推定平均必要量	推奨量	目安量	耐容上限量	女性 推定平均必要量	推奨量	目安量	耐容上限量	銅 (mg/日) 男性 推定平均必要量	推奨量	目安量	耐容上限量	女性 推定平均必要量	推奨量	目安量	耐容上限量	マンガン (mg/日) 男性 目安量	耐容上限量	女性 目安量	耐容上限量
0〜5 (月)	−	−	2	−	−	−	2	−	−	−	0.3	−	−	−	0.3	−	0.01	−	0.01	−
6〜11 (月)	−	−	3	−	−	−	3	−	−	−	0.3	−	−	−	0.3	−	0.5	−	0.5	−
1〜2 (歳)	3	3	−	−	2	3	−	−	0.3	0.3	−	−	0.2	0.3	−	−	1.5	−	1.5	−
3〜5 (歳)	3	4	−	−	3	3	−	−	0.3	0.4	−	−	0.3	0.3	−	−	1.5	−	1.5	−
6〜7 (歳)	4	5	−	−	3	4	−	−	0.4	0.4	−	−	0.4	0.4	−	−	2.0	−	2.0	−
8〜9 (歳)	5	6	−	−	4	5	−	−	0.4	0.5	−	−	0.4	0.5	−	−	2.5	−	2.5	−
10〜11 (歳)	6	7	−	−	5	6	−	−	0.5	0.6	−	−	0.5	0.6	−	−	3.0	−	3.0	−
12〜14 (歳)	9	10	−	−	7	8	−	−	0.7	0.8	−	−	0.6	0.8	−	−	4.0	−	4.0	−
15〜17 (歳)	10	12	−	−	7	8	−	−	0.8	0.9	−	−	0.6	0.7	−	−	4.5	−	3.5	−
18〜29 (歳)	9	11	−	40	7	8	−	35	0.7	0.9	−	7	0.6	0.7	−	7	4.0	11	3.5	11
30〜49 (歳)	9	11	−	45	7	8	−	35	0.7	0.9	−	7	0.6	0.7	−	7	4.0	11	3.5	11
50〜64 (歳)	9	11	−	45	7	8	−	35	0.7	0.9	−	7	0.6	0.7	−	7	4.0	11	3.5	11
65〜74 (歳)	9	11	−	40	7	8	−	35	0.7	0.9	−	7	0.6	0.7	−	7	4.0	11	3.5	11
75以上 (歳)	9	10	−	40	6	8	−	30	0.7	0.8	−	7	0.6	0.7	−	7	4.0	11	3.5	11
妊婦*1					+1	+2	−	−					+0.1	+0.1	−				3.5	−
授乳婦*1					+3	+4	−	−					+0.5	+0.6	−				3.5	−

*1 亜鉛・銅については付加量.

ヨウ素・セレンの食事摂取基準

性別	ヨウ素 (μg/日) 男性 推定平均必要量	推奨量	目安量	耐容上限量	女性 推定平均必要量	推奨量	目安量	耐容上限量	セレン (μg/日) 男性 推定平均必要量	推奨量	目安量	耐容上限量	女性 推定平均必要量	推奨量	目安量	耐容上限量
0〜5 (月)	−	−	100	250	−	−	100	250	−	−	15	−	−	−	15	−
6〜11 (月)	−	−	130	250	−	−	130	250	−	−	15	−	−	−	15	−
1〜2 (歳)	35	50	−	300	35	50	−	300	10	10	−	100	10	10	−	100
3〜5 (歳)	45	60	−	400	45	60	−	400	10	15	−	100	10	10	−	100
6〜7 (歳)	55	75	−	550	55	75	−	550	15	15	−	150	15	15	−	150
8〜9 (歳)	65	90	−	700	65	90	−	700	15	20	−	200	15	20	−	200
10〜11 (歳)	80	110	−	900	80	110	−	900	20	25	−	250	20	25	−	250
12〜14 (歳)	95	140	−	2,000	95	140	−	2,000	25	30	−	350	25	30	−	300
15〜17 (歳)	100	140	−	3,000	100	140	−	3,000	30	35	−	400	20	25	−	350
18〜29 (歳)	95	130	−	3,000	95	130	−	3,000	25	30	−	450	20	25	−	350
30〜49 (歳)	95	130	−	3,000	95	130	−	3,000	25	30	−	450	20	25	−	350
50〜64 (歳)	95	130	−	3,000	95	130	−	3,000	25	30	−	450	20	25	−	350
65〜74 (歳)	95	130	−	3,000	95	130	−	3,000	25	30	−	450	20	25	−	350
75以上 (歳)	95	130	−	3,000	95	130	−	3,000	25	30	−	400	20	25	−	350
妊婦 (付加量)					+75	+110	−	−*1					+5	+5	−	−
授乳婦 (付加量)					+100	+140	−	−*1					+15	+20	−	−

*1 妊婦及び授乳婦の耐容上限量は, 2,000μg/日とした.

クロム・モリブデンの食事摂取基準

性別	クロム (μg/日) 男性 目安量	耐容上限量	女性 目安量	耐容上限量	モリブデン (μg/日) 男性 推定平均必要量	推奨量	目安量	耐容上限量	女性 推定平均必要量	推奨量	目安量	耐容上限量
0〜5 (月)	0.8	−	0.8	−	−	−	2	−	−	−	2	−
6〜11 (月)	1.0	−	1.0	−	−	−	5	−	−	−	5	−
1〜2 (歳)	−	−	−	−	10	10	−	−	10	10	−	−
3〜5 (歳)	−	−	−	−	10	10	−	−	10	10	−	−
6〜7 (歳)	−	−	−	−	10	15	−	−	10	15	−	−
8〜9 (歳)	−	−	−	−	15	20	−	−	15	15	−	−
10〜11 (歳)	−	−	−	−	15	20	−	−	15	20	−	−
12〜14 (歳)	−	−	−	−	20	25	−	−	20	25	−	−
15〜17 (歳)	−	−	−	−	25	30	−	−	20	25	−	−
18〜29 (歳)	10	500	10	500	20	30	−	600	20	25	−	500
30〜49 (歳)	10	500	10	500	25	30	−	600	20	25	−	500
50〜64 (歳)	10	500	10	500	25	30	−	600	20	25	−	500
65〜74 (歳)	10	500	10	500	20	30	−	600	20	25	−	500
75以上 (歳)	10	500	10	500	20	25	−	600	20	25	−	500
妊婦*1			10	−					+0	+0	−	−
授乳婦*1			10	−					+3	+3	−	−

*1 モリブデンについては付加量.

索 引

編集者略歴

渡邉早苗（わたなべさなえ）
1945年 東京都に生まれる
1971年 女子栄養大学大学院栄養
　　　 学研究科修士課程修了
現　在 女子栄養大学名誉教授
　　　 医学博士

山田哲雄（やまだてつお）
1956年 京都府に生まれる
1981年 筑波大学大学院体育研究科
　　　 修士課程修了
現　在 関東学院大学栄養学部教授
　　　 博士（農芸化学）

武田ひとみ（たけだひとみ）
1963年 大阪府に生まれる
2003年 兵庫医科大学大学院医学
　　　 研究科後期博士課程単位
　　　 取得退学
現　在 大阪電気通信大学医療健
　　　 康科学部教授
　　　 博士（学術），博士（医
　　　 学）

橋詰和慶（はしづめかずよし）
1968年 東京都に生まれる
1996年 東京水産大学大学院水産学
　　　 研究科博士後期課程修了
現　在 戸板女子短期大学食物栄養
　　　 科准教授
　　　 博士（水産学）

スタンダード人間栄養学
基礎栄養学 第3版　　　　　　　　　　　定価はカバーに表示

2010年 9 月15日　初　版第1刷
2016年 6 月20日　　　　第7刷
2017年 4 月 5 日　第2版第1刷
2020年 9 月25日　　　　第4刷
2022年 4 月 5 日　第3版第1刷
2023年 2 月20日　第3版第2刷

編集者　渡　邉　早　苗
　　　　山　田　哲　雄
　　　　武　田ひとみ
　　　　橋　詰　和　慶
発行者　朝　倉　誠　造
発行所　株式会社　朝倉書店
　　　　東京都新宿区新小川町 6-29
　　　　郵便番号　162-8707
　　　　電　話　03（3260）0141
　　　　FAX　03（3260）0180
　　　　https://www.asakura.co.jp

〈検印省略〉

シナノ印刷・渡辺製本

© 2022 〈無断複写・転載を禁ず〉

ISBN 978-4-254-61065-9　C 3077　　　　Printed in Japan

前女子栄養大 渡邉早苗・関東学院大 山田哲雄・
相模女大 吉野陽子・広島国際大 旭久美子編著

スタンダード
人間栄養学 **応 用 栄 養 学** （第3版）

61064-2 C3077　　　　B 5 判 160頁 本体2700円

イラストを多用しわかりやすく解説した教科書。
2019年国家試験ガイドラインの変更，2020年食事
摂取基準改定に対応。〔内容〕栄養ケア・マネジメ
ントの基礎／ライフステージと栄養ケア・マネジ
メント／運動・ストレス，環境と栄養管理／他

前女子栄養大 渡邉早苗・龍谷大 宮崎由子・
相模女大 吉野陽子編

スタンダード
人間栄養学 **これからの応用栄養学演習・実習**
　　　　—栄養ケアプランと食事計画・供食—

61051-2 C3077　　　　A 4 判 128頁 本体2300円

管理栄養士・栄養士の実務能力を養うための実習
書・演習書。ライフステージごとに対象者のアセ
スメントを行いケアプランを作成し食事計画を立
案（演習），調理・供食・試食・考察をする（実習）
ことで実践的スキルを養う。豊富な献立例掲載。

上田成子編 桑原祥浩・鎌田洋一・澤井 淳・
高鳥浩介・高橋淳子・高橋正弘著

スタンダード
人間栄養学 **食品の安全性** （第2版）

61063-5 C3077　　　　B 5 判 168頁 本体2400円

食品の安全性に関する最新の情報を記載し，図表
を多用して解説。管理栄養士国家試験ガイドライ
ン準拠〔内容〕食品衛生と法規／食中毒／食品に
よる感染症・寄生虫症／食品の変質／食品中の汚染
物質／食品添加物／食品衛生管理／資料

前神奈川工大 石川俊次・前東海大 本間康彦・
東海大病院 藤井穂波編著

スタンダード
人間栄養学 **臨 床 栄 養 学**

61060-4 C3077　　　　B 5 判 200頁 本体3300円

イラストを用い臨床栄養学の要点を解説した教科
書。〔内容〕臨床栄養の概念／栄養アセスメント／
栄養ケアの計画と実施／食事療法，栄養補給法／
栄養教育／モニタリング，再評価／薬と栄養／疾
患・病態別栄養ケア・マネジメント

前名古屋文理大 江上いすず・和洋女子大 多賀昌樹編著
栄養科学ファウンデーションシリーズ 2

応 用 栄 養 学 第3版

61659-0 C3377　　　　B 5 判 192頁 本体2700円

簡潔かつ要点を押さえた，応用栄養学の「教えやす
い」教科書。〔内容〕栄養ケア・マネジメント／食事
摂取基準の理解／成長・発達・加齢(老化)／ライ
フステージ別栄養マネジメント／運動・スポーツ
と栄養／環境と栄養／他

名学大 池田彩子・龍谷大 石原健吾・名大 小田裕昭編著
栄養科学ファウンデーションシリーズ 4

生化学・基礎栄養学 （第2版）

61658-3 C3377　　　　B 5 判 192頁 本体2700円

生化学・基礎栄養学の要点を簡潔に押さえた「教え
やすい」教科書。〔内容〕人体の構造／酵素／生体エ
ネルギーと代謝／糖質の代謝／たんぱく質・アミ
ノ酸の代謝／脂質の代謝／ビタミン・ミネラルの
栄養／水と電解質の代謝／情報伝達／他

名学大 和泉秀彦・愛知淑徳大 三宅義明・
岐阜女大 舘 和彦編著
栄養科学ファウンデーションシリーズ 5

食 品 学 （第2版）

61657-6 C3377　　　　B 5 判 184頁 本体2700円

食品学の要点を簡潔に押さえた「教えやすい」教科
書。〔内容〕人間と食品／食品成分表と食品の分類
／食品の主成分／食品の分類／食品の物性（コロ
イド，レオロジー，テクスチャー）／食品の表示と
規格基準／加工・保蔵と食品成分の変化

渕上倫子編著
テキスト食物と栄養科学シリーズ 5

調 理 学 第2版

61650-7　　　　　　　　B 5 判 180頁 本体2800円

基礎を押さえてわかりやすいロングセラー教科書
の最新改訂版。〔内容〕食事計画論／食物の嗜好性
とその評価／加熱・非加熱調理操作と調理器具／
食品の調理特性／成分抽出素材の調理特性／嗜好
飲料／これからの調理，食生活の行方／他

田中敬子・為房恭子編著
テキスト食物と栄養科学シリーズ 7

応 用 栄 養 学 第3版

61661-3 C3377　　　　B 5 判 200頁 本体2800円

〔内容〕栄養ケア・マネジメント／食事摂取基準の
基礎的理解／成長，発達，加齢／妊娠期，授乳期
／新生児期，乳児期／成長期(乳児期，学童期，思
春期)／成人期，更年期／高齢期／運動・スポーツ
と栄養／環境と栄養／他

田中敬子・前田佳子編著
テキスト食物と栄養科学シリーズ 8

栄 養 教 育 論 第3版

61662-0 C3377　　　　B 5 判 184頁 本体2700円

管理栄養士国家試験ガイドラインに対応した栄養
教育論の教科書。〔内容〕栄養教育の概念／栄養教
育のための理論的基礎／栄養教育マネジメント／
ライフステージ・ライフスタイル別栄養教育の展
開／栄養教育の国際的動向／他。

福岡県大 松浦賢長・東大 小林廉毅・杏林大 苅田香苗編

コンパクト 公衆衛生学 （第6版）

64047-2 C3077　　　　B 5 判 148頁 本体2900円

好評の第5版を改訂。公衆衛生学の要点を簡潔に解
説。〔内容〕公衆衛生の課題／人口問題／疫学／環
境と健康／栄養と健康／感染症／健康教育／母子
保健／学校保健／産業保健／精神保健福祉／成人
保健／災害と健康／地域保健／国際保健

前相模女大 梶本雅俊・前東農大 川野 因・
麻布大 石原淳子編著

コンパクト 公衆栄養学 （第3版）

61059-8 C3077　　　　B 5 判 160頁 本体2600円

家政栄養系学生・管理栄養士国家試験受験者を対
象に，平易かつ簡潔に解説した教科書。国試出題
基準に準拠。〔内容〕公衆栄養の概念／健康・栄養
問題の現状と課題／栄養政策／栄養疫学／公衆栄
養マネジメント／公衆栄養プログラムの展開

上記価格（税別）は 2022 年 3 月現在